Leni Weber

Krank ohne Diagnose

AF 139133

Leni Weber

Krank ohne Diagnose

Die Suche nach der Vire im Heuhaufen

Erfahrungsbericht

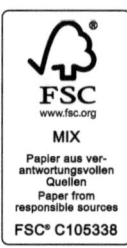

*Bibliografische Information der Deutschen Natio-
nalbibliothek:
Die Deutsche Nationalbibliothek verzeichnet diese
Publikation in der Deutschen Nationalbibliografie;
detaillierte bibliografische Daten sind im Internet
über http://dnb.dnb.de abrufbar.*

*Herstellung und Verlag: BoD – Books on Demand,
Norderstedt*

ISBN: 978-3-7386-1962-1

Dieses Buch widme ich meinem Freund, der mir zur Seite steht wie kein anderer, endloses Verständnis besitzt und mich in allem unterstützt.
Herr Floh, Du bist das Beste in meinem Leben!

Ich liebe Dich!

Inhalt

Krank ohne Diagnose

Meike Pichler, 69 Jahre

Erkrankt an MCS, Multiple Chemikaliensensitivität

Seit 1980 bin ich erkrankt, also seit 35 Jahren. Ich kann nur sagen, dass ich mich sehr allein fühle mit dieser Erkrankung. Ärzte, die sich mit MCS auskennen, sind rar gesät. Es müsste viel mehr Umweltärzte geben, Kliniken und vor allem niedergelassene Mediziner, die sich mit der Problematik einer Umwelterkrankung auskennen. Leider gibt es für Betroffene kaum Hilfe. Mögliche Therapien, wie entgiftende Maßnahmen oder Heilverfahren zur Stärkung des entgleisten Immunsystems werden nicht angeboten, bzw. nicht von den Krankenkassen übernommen. Manche Betroffene sind aber so schwer erkrankt, dass sie nicht mehr arbeiten gehen und sich teure Therapien kaum leisten können. Es entsteht ein Teufelskreis, aus dem man ohne therapeutische Hilfe nicht mehr herauskommt.

Krankheiten wie MCS oder CFS, die eindeutig Immunerkrankungen sind, werden in der Fachwelt leider nicht anerkannt. Daher erhalten Betroffene weder medizinische noch staatliche Unterstützung. Denn ohne anerkannten Befund wird oft eine für die Existenz so wichtige Erwerbsminderungsrente abgelehnt.

Inzwischen bin ich in Altersrente gegangen, hatte aber die Jahre zuvor nur aufgrund meiner Ehe eine finanzielle Grundlage. Betroffene, die allein leben und keine Unterstützung durch einen Partner erwarten können, wenn sie arbeitsunfähig sind, leben am Existenzminimum, wenn die dringend benötigte Rente nicht bewilligt wird. Es muss sich unbedingt etwas ändern für umwelterkrankte Menschen. Vor allem aber sollten CFS und MCS als Krankheiten anerkannt werden. Teilweise sind Betroffene schwerstens behindert. Manche sind bettlägerig oder können ihren Alltag ohne Haushaltshilfe nicht bewältigen.

Die Auslöser für meine Erkrankung waren mit allerhöchster Wahrscheinlichkeit Raumgifte. 1980 sind wir in ein neu gebautes Haus gezogen und die Ausdünstungen aus Tapeten, Möbeln und Teppichen haben mir körperlich sehr geschadet. Aufgrund dessen bekam ich fünf Jahre später, 1985, außergewöhnlich starke Kopfschmerzen und Schwindel, was aber kein Arzt ernst genommen hat. Ein Umweltarzt hätte vielleicht eine Idee gehabt, aber vor 35 Jahren waren solche Mediziner noch seltener zu finden als heute. Als ich zwei Jahre später, 1987, körperlich zusammengebrochen bin, nahm man an, mein Leiden sei psychischer Natur. Kein Arzt hat dies mit Umweltgiften in Zusammenhang gebracht. Ich deshalb auch nicht.

In all den Jahren bin ich auf eine seelische Störung hin behandelt worden. Meine Giftproblematik wurde von den Psychologen und von anderen Ärzten nicht ernst genommen. Dass ich schwere körperliche Einschränkungen erleide, wenn ich mit Duftstoffen, Chemikalien, Zigarettenrauch oder anderem Qualm in Verbindung komme, wird von den Ärzten als psychische Reaktion erklärt. Ich finde es wirklich unfassbar, dass MCS und CFS so heruntergespielt werden, obwohl die Zahl der Betroffenen stetig ansteigt. Außerdem liegt es doch auf der Hand, dass die Menschen wegen zunehmender Verschmutzung von Luft und Wasser sowie Giften in Wohnräumen usw. immer kränker werden. Trotzdem wird es kleingeredet.

Es wäre wirklich zu wünschen, dass sich an der Gesamtsituation bald etwas ändert. Vor allem sollten CFS und MCS anerkannt und bekannter werden.

Zwerg Nase, 55 Jahre

Erkrankt an MCS, Multiple Chemikaliensensitivität

Meine Erkrankung brach 2008 aus, nachdem ich 25 Jahre in einem Altenpflegeheim gearbeitet hatte. Als Pflegekraft war ich verpflichtet, mir regelmäßig die Hände zu desinfizieren. Das Desinfektionsmittel sowie die Reinigungschemikalien, so nehme ich heute an, haben mein Immunsystem auf Dauer geschädigt. Es brauchte für den Ausbruch der Krankheit dann nur noch einen starken Reiz in Form eines extremen Duftstoffes, dem ich nur kurze Zeit ausgesetzt war, um die Krankheit ausbrechen zu lassen.

Eine ehemalige Kollegin legte ein Parfum auf, das so stark und beißend roch, dass ich schwerwiegende Atemprobleme bekam. Ich wurde ins Krankenhaus gefahren und mit Kortison aufgrund eines Asthmaanfalls behandelt. Das Kortison nahm ich noch über einige Wochen ein, bis ich es absetzen konnte.

Seither vertrage ich eine Vielzahl verschiedener Substanzen nicht mehr, wie: Pestizide, Lösungsmittel, Reinigungsmittel, Parfüme usw. Sobald ich mit diesen Stoffen in Berührung komme, drohen starke Atemprobleme sowie Asthmaanfälle. Die ersten Jahre seit Ausbruch der Erkrankung waren für mich die schlimmsten, da ich nicht verstand, was mit mir los war. Wieso nahm ich Gerüche und Duftstoffe als schädlich und unangenehm wahr, die andere kaum bemerkten? Weshalb wurde ich davon krank und andere nicht? Die Palette der Symptome wuchs an und ich litt unter starker Müdigkeit, Leistungsabfällen, Schwindel, Koordinationsproblemen, hatte unerträgliche Kopfschmerzen und Bewusstseinseintrübungen.

Wenn mein Mann sich in unserem Haus in der ersten Etage mit einem parfümhaltigen Rasierschaum rasierte, bekam ich im Erdgeschoss einen Asthmaanfall. Die Tageszeitung, Zeitschriften usw. verursachten Husten und Schwindel.

Mir wurde klar, dass ich diese Probleme niemandem erklären konnte, weil ich selbst nicht begriff, was mit mir passierte. Ich hatte Angst davor, von niemandem verstanden zu werden, weder von den Ärzten noch von meiner Familie.

Mit der Zeit lernte ich, die Substanzen, die mir schadeten, zu erkennen und entsorgte sie, ersetzte sie durch natürliche und parfümfreie Mittel. Auch lernte ich, mich mit der neuen Krankheit MCS zu arrangieren. Ich bin dankbar dafür, dass mein Mann und meine Familie Verständnis für mich haben. Mir ist klar, dass nicht jedem dieses Glück widerfährt, der mit CFS oder MCS zu kämpfen hat. Es sind unsichtbare Krankheiten, die man im Blutbild nicht erkennen kann. Und weil sie so schwer zu diagnostizieren sind (nicht nachweisbar sind), erleben viele Erkrankte eine wahre Arztodyssee, bis sie endlich einen Mediziner finden, dem diese Erkrankungen ein Begriff sind.

Mein Leben hat sich sehr geändert. Mal eben schnell zum Einkaufen, Frisör oder Tanken fahren kann ich nicht, weil ich überall irgendwelchen Gerüchen und Ausdünstungen ausweichen muss. Wenn ich plane, ins Kino oder essen zu gehen, muss ich darauf achten, dass solche Termine auf den frühen Nachmittag gelegt werden, damit ich keinem Menschen begegne, der Parfüm aufgelegt hat.

Ich suche den Ausgleich bei Spaziergängen im Wald mit meinem Hund. Dort ist die Gefahr am geringsten, mit Gerüchen konfrontiert zu werden und ich kann meine Lungen mit Sauerstoff füllen. Es ist erschreckend, wie schwer man sich vor Giftstoffen in der Luft schützen kann und wie schnell ich darauf reagiere.

Ein Nachbar rauchte eine Zeit lang regelmäßig Shisha. Obwohl er ein Haus weiter wohnt, schadeten mir die Dünste, die sein Rauchwerkzeug von sich gab. Es machte mich sehr krank und führte zu starker körperlicher Schwäche. Mein ganzer Körper schmerzte und mein Kopf zerplatzte, auch konnte ich mich nicht mehr richtig artikulieren und war kurz vor dem körperlichen Zusammenbruch. Als ich ihn daraufhin ansprach, erhielt ich kein Verständnis. Ich weiß nicht, wie ich diesen Sommer überstanden habe, aber ich stand kurz davor, meinen Lebensmut zu verlieren, weil meine Erkrankung sich so stark verschlimmerte, dass es kaum noch auszuhalten war.

Gott sei Dank hat er die Raucherei inzwischen eingestellt und ich staune heute noch, wie stark mir der Rauch über solch eine räumliche Entfernung schadete.

Dieses „Shisha-Erlebnis" hat mir wieder bewusst gemacht, wie sehr ein MCS-Betroffener auf das Verständnis seiner Mitmenschen angewiesen ist. Ich weiß, welches Glück ich in meinem direkten Umfeld habe. Freunde und Familie stehen zu mir. Aber leider gibt es auch Menschen, auf deren Umsicht man nicht zu hoffen braucht.

Dabei muss kaum jemand hoffen, ein Leben lang von Krankheiten verschont zu bleiben. Wir leben in einer schwer belasteten Umwelt. Es kann jeden treffen!

Lieschen, 33 Jahre

Erkrankt an CFS, Chronic Fatigue Syndrome

Mein Leidensweg begann vor 14 Jahren. Von heute auf morgen wurde ich krank und mein Leben änderte sich auf einen Schlag.

Eines Morgens wachte ich auf und musste mich übergeben. Ich dachte an einen Magen-Darm-Virus, vielleicht hatte ich auch etwas Schlechtes gegessen. Doch es sollte sich herausstellen, dass dieser Tag vor über 14 Jahren der bittere Anfang meiner Krankengeschichte war.

Die Krankheit endete nicht und ich litt weiter ununterbrochen an Übelkeit, Kopfschmerzen, starker Erschöpfung sowie Appetitlosigkeit und schweren Schlafstörungen. Die Monate vergingen und schließlich die Jahre, aber die Symptome blieben meine Begleiter. Ich wurde einfach nicht wieder gesund. Mit der Zeit kamen weitere Symptome hinzu, wie Muskelschmerzen, Nahrungsmittelintoleranzen und Konzentrations- und Gedächtnisschwächen. Mein Puls rast ununterbrochen, obwohl ich mich aufgrund meiner schweren Erschöpfungszustände ruhig verhalten muss und viel liege.

Ich kann die Ärzte gar nicht mehr zählen, die ich im Laufe der vielen Jahre aufgesucht habe.

Die meisten waren ratlos und schoben meine Beschwerden auf ein psychisches Leiden. Plötzlich war von Depressionen die Rede und psychosomatischen Störungen. Einige stempelten mich sogar als Hypochonder ab und unterstellten mir gar, faul zu sein. Ich musste mir mehrfach Anschuldigungen anhören, was mir an manchen Tagen den Mut zum Weitermachen raubte.

Auch wenn ich nicht wusste, woran ich erkrankt war, so war ich mir immer sicher, nicht psychisch erkrankt zu sein!

Trotzdem war ich geneigt, alles zu versuchen, deshalb nahm ich die mir verschriebenen Antidepressiva und Beruhigungstabletten eine Zeit lang ein. Doch zu einer Verbesserung ist es nicht gekommen, im Gegenteil, die Beschwerden verschlimmerten sich sogar.

Später wurden Fehldiagnosen gestellt, weil die Ärzte mit meinem Krankheitsbild überfordert waren. Man vermutete, ich sei an Multiple Sklerose erkrankt. Gott, das war ein Schock! Als dann auch noch angenommen wurde, dass ich an Narkolepsie erkrankt wäre, lief das Fass über.

Natürlich lag man hier falsch. Dessen ungeachtet blieb ich befundlos und musste mich mit der Tatsache anfreunden, an CFS erkrankt zu sein und am Restless-Legs-Syndrom, dass zwar mit CFS einhergeht, aber durch den Bewegungsdrang in den Beinen in krassem Gegensatz zu einer Erschöpfungskrankheit steht.

Sieben Jahre habe ich auf die Diagnose CFS gewartet, musste dann aber feststellen, dass sich dadurch nichts ändern würde, schließlich ist das chronische Erschöpfungssyndrom eine nicht anerkannte Erkrankung, genauso wie MCS, eine Parfüm- und Chemiekalienunverträglichkeit. Deswegen erhält man im Grunde nie Hilfe! Ich stehe vollkommen allein mit dieser furchtbaren Krankheit da, die mich behindert und daran hindert, „normal" zu leben. Ich muss mich oft ausruhen, d.h. die meiste Zeit des Tages liegen. Von Jahr zu Jahr geht es mir schlechter und wenn ich es mir noch so sehr wünsche, arbeiten gehen zu können, so ist es in diesem körperlichen Zustand nicht möglich.

Ich bin früh erkrankt, schon mit 19 Jahren. Es gelang mir noch, mein Studium zu Ende zu bringen, doch die Krankheit nahm einen immer größeren Raum ein. Damals war ich noch voller Hoffnung und hatte Zukunftspläne. Mein Traum war es zu reisen, in Hotels und auf Kreuzfahrtschiffen zu arbeiten. Stattdessen lag ich von nun an viel im Bett und kämpfte um meine Gesundheit. Arbeiten konnte ich nie, hatte niemals eine Chance, meine Jugend in vollen Zügen auszukosten. Das Schicksal hatte andere Pläne mit mir.

Trotz der Krankheit habe ich das große Glück, einen lieben Mann gefunden zu haben. Wir haben eine gemeinsame Tochter, die mich sehr glücklich macht. Von außen betrachtet, sind wir eine ganz normale Familie. Kaum jemand begreift, wie schlecht es mir geht, weil man mir meine Krankheit nicht ansieht. Ich habe keinen richtigen Namen für mein Leiden. Was nützt es schon, wenn ich jemandem sage, an CFS erkrankt zu sein? Es ist eine unbekannte Krankheit, die lediglich ausdrückt, sehr erschöpft und schwach zu sein. Würde ich sagen, an Multiple Sklerose erkrankt zu sein, wüsste jeder, wovon ich spreche. So aber ernte ich verständnislose Blicke und Naserümpfen. Ein bisschen erschöpft sind wir doch alle mal! Was stellt die sich so an?! Wieso geht sie nicht arbeiten, ihr Kind ist doch alt genug? Schnell kommen verletzende Kommentare von Menschen, die mich kaum kennen. Und diejenigen, die sich verständnisvoller zeigen, erweisen sich manchmal als voreingenommen. Sie meinen, es besser zu wissen, und unterstellen mir, nicht genügend zu tun, um gesund zu werden. Sie wollen mich überreden, weiterhin irgendwelche Ärzte aufzusuchen, obwohl ich in all den Jahren nichts anderes getan habe, als von Arzt zu Arzt zu rennen. Klar, sie meinen es gut mit mir, aber ich bin nun einmal chronisch erkrankt. Leider an etwas, das niemand kennt und niemand behandeln kann.

Es wäre schön, wenn ich meine qualvolle Erkrankung mal ausborgen könnte, dann würde jeder erkennen, welche Hölle ich Tag ein, Tag aus durchmache. Es würde helfen, mehr Verständnis von außen zu erhalten. Ärzte würden begreifen, es mit einer schweren Krankheit zu tun zu haben. Doch es scheint ein Wunschtraum zu bleiben, denn CFS und MCS sind in Deutschland weitgehend unbekannt.

Alle Therapieversuche blieben bei mir erfolglos. Hinzu kommt, dass die Krankenkassen entsprechende Therapien nicht bezahlen. So lebe ich heute, so gut es eben geht. An manchen Tagen komme ich kaum aus dem Bett heraus, an anderen geht etwas mehr. Nein, ich bin nicht psychisch erkrankt, aber es gibt Tage, da zerrt diese Krankheit sehr an meinen Nerven. Ich hoffe inständig, dass CFS bald anerkannt wird – als schwere chronische Erkrankung. Es sollten mehr Gelder für die Forschung zur Verfügung gestellt werden, damit die Ursache für CFS und MCS endlich gefunden wird. Vielleicht könnte ich dann wieder Fahrrad fahren, spazieren gehen oder einfach nur morgens mit einem Lächeln aufstehen und einen Tag voller Aktivitäten planen. Das Träumen kann mir wenigstens keiner nehmen!

Krankheit lässt den Wert der Gesundheit erkennen

(Heraklit um 500 v. Chr.)

Kapitel 1

Nie hätte ich mir träumen lassen, dass mich eine Krankheit von heute auf morgen, so erbarmungslos aus meinem wohlgeordneten Leben reißen könnte.

Ja gut, bei anderen mag das durchaus mal vorkommen, aber bei mir …?

Ich bin jetzt 32 Jahre und fühle mich so aufgezehrt wie eine Hundertjährige. Demnach müsste ich meine Lebenserwartung bereits überschritten haben. Werde ich jetzt ins Gras beißen? Wie viel Zeit bleibt mir noch bis zum ultimativen Exitus? Sicher habe ich mir nur eine läppische Erkältung eingefangen. Ein bisschen Fieber, na und! Etwa eine Grippe? Schüttelfrost und ein feuerroter Kopf. Also schön – ein Virus. Den hat jeder irgendwann. Den bin ich bald los und dann ist alles wieder gut. So war es bisher immer. Krankheiten kommen und gehen. Aber dass sie gehen, darauf kann ich mich verlassen. Also lehne ich mich zurück und bin einfach ein bisschen krank. Das ist okay!

Das Fieber sinkt nach ein paar Tagen. Na bitte! Hab ich's nicht gesagt? Mein Körper macht das schon. Der ist virenerprobt und hat Erfahrung mit solchen Quälgeistern. Schwups, hat er sie alle eliminiert!

Ich gönne mir noch ein paar Tage Ruhe – so viel Zeit muss sein. Aber dann erwartet mich der Ernst des Lebens. Ich möchte nicht wissen, wie viel Arbeit in den letzten Tagen im Büro liegen geblieben ist. Meine Kollegen sind klasse, haben mich sicher gut vertreten. Aber nun ist Schluss! Jetzt brauchen sie mich wieder und ich freue mich darauf, arbeiten zu gehen. Nichts ist schlimmer, als tagelang ans Bett gefesselt zu sein. Aber zum Glück ist das ja nur vorübergehend.

Ich gehe arbeiten. Himmel sei Dank! Mein Schreibtisch quillt über und ich schwimme in Arbeit. So liebe ich das. Unter diesen Voraussetzungen ist mein Arbeitsplatz auch weiterhin sicher. Nur warum bin ich noch so schlapp? Die Arbeit lässt sich bloß schleppend verrichten und mein Elan stellt sich nur halbherzig ein. Ich sollte heute eher Schluss machen und richtig früh ins Bett gehen. Bestimmt liegt's am Wetter.

Am nächsten Tag fühle ich mich nicht besser. Alles ist so seltsam geschwächt: die Arme, die Beine, auch der Kopf. Das Denken fällt mir schwer. Was hat sie gesagt? Wo sind meine Unterlagen? Was wollte ich gerade machen? Ich muss nach Hause. In mein Bett!

Wieder läute ich früher den Feierabend ein, als mir lieb ist. Es hat keinen Sinn, ich brauche noch ein paar Tage Pause.

Es geht nicht bergauf. Eigentlich wird es zusehends schlimmer. Zu der Erschöpfung gesellen sich starke Herzklopfen. Nachts schwitze ich einen ganzen Swimmingpool aus und obwohl ich so müde bin, dass ich ins Koma fallen möchte, kann ich nicht schlafen. Der Virus! Ich habe ihn nicht überwunden. Aber sicher doch. So wird es sein.

Ich sitze der Ärztin gegenüber und warte darauf, dass sie mir sagt, was ich habe.

„Tja, Ihre Blutwerte sind soweit in Ordnung. Hier und da ein paar Abweichungen, aber nichts, was Sie beunruhigen sollte."

Fein, und was bedeutet das jetzt für mich?

„Ruhen Sie sich ein paar weitere Tage aus, dann wird's Ihnen bestimmt bald besser gehen."

Also schön, dann mal wieder ab ins Bett! Ziemlich hartnäckig, dieser Virus!

Nun liege ich schon sechs Wochen hier rum und warte auf ein Wunder. Das bleibt bislang aber aus. Mal verbringe ich den Tag im Bett, dann auf der Couch. Schließlich muss ein bisschen Abwechslung in meinen öden Alltag kommen. Ich kann mich kaum mehr bewegen. Die Schwäche hat sich bis in alle Poren meines Körpers ausgebreitet. Ich bin so schlapp wie ein welkes Blatt. Die einzigen Bewegungen, zu denen ich mich zwinge, sind die Gänge ins Bad. Die Notdurft lässt sich schlecht im Bett verrichten und niemand würde sie entfernen. Was bleibt mir also anderes übrig, als die Toilette aufzusuchen. Die Zähne putzen sich auch nicht von allein, leider. Es ist so anstrengend! Was ist nur los? Wo ist meine Kraft hin?

Manchmal weine ich vor mich hin. Das hilft nicht, aber es entlastet ungemein. Ich sollte einen neuen Arzt aufsuchen. Möglicherweise ist da etwas übersehen worden.

Mein Freund fährt mich ins Tropeninstitut. Hier ist es grau und es macht mir Angst. Was für ein alter Schuppen! Er könnte mal renoviert werden. Also, nehmt mein Blut und sagt mir, welchen Virus ich mir eingefangen habe. Da ich kurz vor Ausbruch meiner Erkrankung in Südafrika war, hab ich mir möglicherweise ein Souvenir mitgebracht. Das solltet ihr herausfinden, denn dafür seid ihr ja da!

Wie, ich bin gesund? Glaubst du, ich gehe ins Tropeninstitut, weil ich meine, ich sei gesund? Irgendwas müsst ihr doch gefunden haben? Wenigstens eine kleine Bakterie oder von mir aus auch einen Wurm, Hauptsache ein Befund. Das ist ein Komplott! Ich lass mir nicht literweise Blut abzapfen für solch ein unbrauchbares Ergebnis! Wo habt ihr euer Handwerk denn gelernt? Beim Metzger? Verflixt und zugenäht, nun gebt mir endlich eine Krankheit! Ich will nur einen Befund, will wissen, was ich hab!

Nun bin ich wieder auf mich allein gestellt. Meine Ärztin schreibt mich seit Wochen auf eine Grippe hin krank. Das Tropeninstitut hält mich für gesund. Und wie geht's nun weiter?

Mit Liegen, Liegen und immer nur Liegen. Ich hasse es, ich hasse das Leben, ich hasse diese Krankheit! Sobald ich mich erhebe, zittern die Knie und wackelnd robbe ich ins Bad, um mich von hier aus auf schnellstem Wege zurück ins Bett zu begeben. Das ist ziemlich unbefriedigend und füllt mein Leben nicht mehr aus. Wenn das so weitergeht, geb' ich mir die Kugel.

Ich würde gern ein bisschen lesen, aber es funktioniert nicht. Meine erschlafften Zellen sind nicht fähig, sich den Text zu merken. Ich muss mir jeden Satz zwei- bis dreimal durchlesen und habe den Inhalt trotzdem nicht aufgenommen. Eine Blockade in meinem Kopf. Wie kommt die da rein?

Selbst das Fernsehen macht keinen Spaß mehr. Was reden die da? Könntest du den Satz wiederholen? Nicht so schnell, wie soll ich da mitkommen?

So geht das nicht weiter. Ich brauche andere Untersuchungen. Einen neuen Arzt! Mein Freund beschließt, mich ins Krankenhaus zu fahren. Ich will eigentlich nicht, aber er hat Recht. Von allein werde ich nicht gesund.

Sie haben mich in einem gemütlichen Zweibettzimmer untergebracht. Meine Bettnachbarin hat eine Lungenentzündung. Die weiß wenigstens, was sie hat.

Los, gib mir deine Krankheit!

Alle sind sehr nett, aber sind sie auch kompetent genug, meine rätselhafte Krankheit aufzuspüren? Hier sind Spezialisten gefragt, Ärzte mit Scharfsinn und Entdeckergeist.

Auf jeden Fall sind sie fleißig mit der Kanüle. Täglich zapfen sie mir mehr von meinem Lebenssaft ab. Kein Wunder, wenn ich immer schwächer werde.

Ich erzähle dem Arzt von meinen Fieberschüben, Schweißausbrüchen und dem zu hohen Puls.

„Wissen Sie, Herr Doktor, es ist schon eigenartig, wie schnell mein Puls im Liegen rast. Ich habe ihn mal gemessen und zähle über achtzig Schläge in der Minute. – Ach so, das ist normal."

Tatsächlich?

„Richtig, die Echokardiographie war ja ohne Befund. Das Herz ist also okay, na fein."

Endlich sind meine Blutergebnisse da und ich brenne vor Neugier.

Dann rück mal raus mit der Sprache! Welche heimtückische Krankheit hab ich mir eingefangen?

Ich erfahre, dass mein Cortisol-Spiegel zu hoch ist.

„Ist mein Leben jetzt bedroht? – Nein? Gut. – Cushing-Syndrom? – Nicht sicher. Gut."

Nach der einmaligen Gabe einer Kortisontablette kann der erhöhte Cortisol-Spiegel wieder gesenkt werden. „Hemmtest" nennen sie das. Ich habe also kein Cushing-Syndrom. Fehlalarm! Die Hoffnung auf einen Befund kann ich wieder begraben.

Der Aufwand um mich scheint sich nicht gelohnt zu haben. Meine Organe sind scheinbar alle gesund und mein Blut ist clean. Aber trotzdem bin ich krank! Das weiß ich! Verdammt, warum glaubt mir denn keiner? – Zum Psychologen? Nein, verdammt, ich bin körperlich krank! KÖRPERLICH!

Zwei Wochen später werde ich entlassen und fahre ohne Befund nach Hause. Alles umsonst! Es hat mich nicht weitergebracht. Nur eines weiß ich jetzt: dass mich die Ärzte nicht mehr ernst nehmen.

Nun liege ich wieder zu Hause, auf meiner vertrauten Couch, fühle mich einsam und hilflos.

Und was jetzt? Geht's mir eines Tages von alleine besser? Brauche ich nur ein wenig mehr Geduld?

Es wird schon werden. Man kann ja nicht ewig in diesem Zustand verharren. So was habe ich schließlich noch nie gehört! An Schwäche erkrankt! Das gibt's doch gar nicht! Leide ich an einer bisher nie da gewesenen Krankheit? Eine, die noch in keinem Buch erwähnt wird und den Ärzten unbekannt ist?

Wenigstens ist mir mein Appetit geblieben. Essen ist meine einzige Freude, daher tue ich dies mit verstärktem Einsatz.

Her mit den Keksen! Lecker, Schokolade!

Komischerweise setzen meine Sünden nicht an. Essen ohne Reue. Hab ich etwa einen Bandwurm? Ach nein, das wurde bereits abgecheckt. Egal. Essen ist super! Mein Zustand lässt sich so viel besser aushalten. Jetzt bräuchte ich nur einen Vollzeitknecht, der mir alles zubereitet und den Löffel zum Mund führt. Ich kann ja kaum meine Arme heben. Die sind so schwer, als wären sie aus Blei.

Nach dem Essen lege ich mich flach hin. Meine Herren, war das anstrengend! Gott sei Dank braucht der Magen beim Verdauen keine Hilfe. Das würde mir das letzte Tröpfchen Reserve rauben. Warum höre ich nicht einfach auf zu essen? – Weil diese Art zu sterben zu lange dau-

ert. Lieber genieße ich noch eine delikate Mahlzeit, bevor ich zivilisiert dahinscheide.

Kapitel 2

Die Zeit vergeht, aber die Krankheit nicht. Sie klebt an mir wie ein ungebetener Gast. Bisweilen versuche ich, dem Bett zu entkommen, und stehe einfach auf. Doch kaum stehe ich, will der Körper zurück in die waagerechte Position. Er begreift nicht, dass ich so nicht weitermachen kann, dass ich ihn lieber in die ewigen Jagdgründe befördere, als so weiterzuleben. Will er etwa Krieg? Hat er keine Angst, dass ich ihm den Todesstoß verpasse? Sein Leben hängt doch hier genauso mit drin wie meines. Wir sind quasi eins. Warum tut er dann so, als wäre er ein Individuum? Er und ich gehören zusammen wie die Butter zum Brot oder der Senf zum Würstchen. Hee, Körper, hör zu, wenn du gesund wirst, dann verspreche ich dir, dass ich nur pfleglich mit dir umgehe. Ich weiß, du hattest es nicht leicht mit mir. Wir sind steinige Wege gegangen, hatten viel um die Ohren, haben uns überfordert und waren ständig ausgepowert. Jetzt verlangst du deine Ruhe, das verstehe ich. Aber irgendwann ist jeder Urlaub mal vorbei. Bitte, bitte funktioniere wieder richtig. So wie früher. Wir waren doch ein super Team! Oder nicht?

Aber mein Körper will mich nicht erhören, darum übergebe ich ihn in die Hände eines neuen Arztes. Sicher findet der etwas, was keiner vor ihm in Erwägung gezogen hat. Eine außerirdische Vire, die bisher niemals in Erscheinung getreten ist. Wie durch ein Wunder hat sie mich zu ihrem Wirt erklärt und treibt nun mit ihren Kumpels ihr Unwesen in mir.

Ich bringe dem Arzt alle existierenden Untersuchungsergebnisse mit, in der Hoffnung, er entschlüsselt etwas, was ein anderer unaufmerksamer Arzt übersehen hat. Zu meiner Freude liest er sich alles konzentriert durch. Somit vergehen die ersten fünfzehn Minuten mit Däumchen drehen meinerseits. Geduldig warte ich auf das erste Anzeichen des Arztes, das mir signalisiert, dass er nun alles über mich weiß. Als er seinen Kopf hebt, sieht er mich ratlos an.

„Tja", sagt er (das klingt nicht sehr vielversprechend), „ich wüsste nicht, was ich für Sie tun könnte, es ist bereits alles untersucht worden."

Es kann unmöglich alles untersucht worden sein, immerhin wurde nichts gefunden. Und wenn jemand krank ist, muss auch was gefunden werden. Das ist einfach so. Das Gesetz der Logik, klar?! Mr. Spock würde mir beipflichten.

Ich lasse mir wieder Blut abzapfen. Auch wenn mein neuer Arzt wenig Zuversicht hat, für mich ist es ein neuer Strohhalm. An irgendetwas muss man sich doch festhalten.

Zwei Tage später habe ich Geburtstag und kann ein Jubiläum feiern: Ich bin schon drei Monate krank. Welch ein trauriger Rekord in meinem Leben. Da werde ich 33 Jahre und darf diesen Tag auf dem Sofa verbringen. Im Liegen. Großartig! Da kann mich auch der Käsekuchen nicht versöhnlich stimmen. Ich bin traurig. Wird mein nächster Geburtstag genauso verlaufen? Wann werde ich wieder aufstehen können? Ist meine Kraft längst vorgegangen – ins Jenseits – und wartet dort auf mich? Vielleicht sollte ich gar nicht mehr hier sein – bin auf der falschen Seite. Das kann schon mal vorkommen. Man sollte eigentlich ganz sterben, vergisst aber einen Teil dabei und schon lebt man nur noch zur Hälfte.

Ich lasse mich nach Berlin fahren. Dort werde ich bei meinen Eltern sein und neue Ärzte ausprobieren. Ein paar Tage Urlaub machen. Ha, ha, wie lustig! Urlaub im kranken Körper. Das wird ein Spaß!

Das Telefon ist mein einziger Kontakt zur Außenwelt. Ich danke dem Menschen, der es erfand: *Danke!*

Die Nächte werden zunehmend zur Qual. Abends kann ich trotz meiner Erschöpfung nicht einschlafen. Das Bett ist morgens so zerwühlt, als hätte da ein Kampf stattgefunden. Täglich muss ich das Nachtzeug wechseln. Es ist so durchnässt, dass man damit gut 10 m² Fußboden wischen kann. Ich bin immerzu fiebrig und habe chronisch erhöhte Temperatur. „Chronisch", was für ein Wort!

Herr Doktor, ich bin „chronisch". Kann man dagegen etwas tun?

Wenn ich es wage aufzustehen, verstärken sich diese kuriosen Herzklopfen, im Liegen spüre ich sie allerdings auch pausenlos. Okay, ein Herz muss klopfen. Nur meines klopft wie ein Stampfer. Von mir aus soll es machen, was es will. Aber es soll verflucht noch mal nicht denken, es sei ein Presslufthammer und in Schallgeschwindigkeit gegen meinen Brustkorb hämmern! Das ist mein Brustkorb und darum fände ich es nicht schlecht, wenn es in die andere Richtung hämmern könnte. Da stört es weniger.

Mein Blutdruckmessgerät, das ich mehr als stündlich bei mir anwende, um mir eine Beschäftigung zu gönnen, läuft heiß. Früher war mein Blutdruck regelmäßig zu niedrig. Jetzt nicht mehr!

Wissen Sie, Herr Doktor, die Ärzte können zwar nichts finden, aber ich weiß, dass ich krank bin. Mein Blutdruck ist nicht mehr zu niedrig. Das ist eindeutig der Beweis für meine Hinfälligkeit.

Heute melde ich mich wiederholt in der Firma. Mein „Ich-bin-immer-noch-krank"-Anruf. Sie erwarten schon nicht mehr, dass ich sie wiederbeehre. Jedenfalls nicht in diesem Jahr. Sie sind sehr geduldig mit mir. Das beruhigt mich. Ich möchte meinen Arbeitsplatz nicht verlieren.

Von meiner Vorgesetzten erfahre ich, dass sie eine Freundin hat. Das ist im Grunde nichts Verwerfliches. Diese Freundin ist auch sehr geschwächt, leidet seit geraumer Zeit am „Chronischen Erschöpfungssyndrom". Ja, so könnte man meine Krankheit nennen. Hört sich jedoch viel zu harmlos an. Denn eigentlich bin ich hochgradig geschwächt: Hochgradiges, unerträgliches Schwäche-Drama. So möchte ich meine Krankheit lieber bezeichnen. Kurz vorm Ableben. Mit einem Bein schon drüben. Das andere will aber nicht hinterher.

Am selben Tag ruft mich die Freundin an. Sehr nette Frau. Wir duzen uns und mögen uns sofort. Immerhin teilen wir fast das gleiche Schicksal. Sie erzählt mir ihre Geschichte. Es sind Ähnlichkeiten nicht von der Hand zu weisen, auch ihre Erkrankung begann mit Fieber. Aber sie ist nicht bettlägerig und kann das Haus ohne Hilfe verlassen. Ich dagegen brauche einen ganzen Stab von Helfern, falls ich jemals einen Schritt vor die Haustür treten möchte. Ich bin zwar stark erschöpft, trotzdem möchte ich dieses Erschöpfungssyndrom nicht haben. Es ist chronisch und es gibt keine Hilfe für die Betroffenen. Wer will schon so eine Krankheit haben. Ich nicht! Erst mal will ich wissen, was ich hab, dann möchte ich gesund werden. Ganz einfach.

Abermals sind eine Menge Tage nutzlos verstrichen. Mein Zustand ist derselbe und ich denke darüber nach, dass die Tage auch ohne mich vergehen würden. Was macht es für einen Unterschied, ob ein Mensch mehr oder weniger diese Erde mitbewohnt? Ich bin der Welt zu einer Last geworden. Täglich verbrauche ich kostbare Ressourcen, ohne dass ich ihr einen Nutzen bringe. Wenn es weiterhin keine Aussicht auf Heilung gibt, werde ich dann von meinen Angehörigen verstoßen? Was kann man denn mit mir noch anfangen? Mein erschlaffter Körper liegt immer so da, wie man ihn bettet. Muskulatur ist quasi keine mehr vorhanden. Mein Fleisch schlabbert unkontrolliert an mir herum. Es ist zu traurig, dass ich nicht fähig bin, die einfachsten Dinge des Alltages zu bewältigen. Was wäre es schön, wenn ich Gegenstände durch reine Willenskraft bewegen könnte. Einiges würde sich kolossal vereinfachen. Ich würde meine Zahnbürste an mein Bett delegieren, die Zahnpastatube mit Gedankenkraft ausquetschen und einen langen Schlauch der Paste auf die Borsten ziehen. Dann bräuchte ich bloß meinen Mund zu öffnen und die Zahnbürste würde wie von Geisterhand geführt auf meinen Zähnen herumputzen. Dabei läge ich bequem in meinem Bett und bräuchte keinen Finger zu rühren. So müsste es auch mit der restlichen Körperhygiene funktionieren. Damit wären meine Probleme gelöst. Jedenfalls einige.

Ich denke über alternative Heilmethoden nach. Die Schulmedizin hat mich aufgegeben, vielleicht hilft mir die Pflanzenkunde weiter. Sicher wird es nicht damit getan sein, wenn ich meine Ernährung auf Heu umstelle. Pflanzenkunde ist ein breites Feld und ich habe keine Ahnung, welche Pflanze mir gut tut und welche nicht. Außerdem gibt es unsagbar viele andere Möglichkeiten, wie die Akupunktur oder die Homöopathie. Es sollte sorgsam abgewogen werden, mit welcher Methode ich beginne und welche den gewünschten Erfolg bringen könnte.

Ich entscheide mich für eine Schulmedizinerin mit naturheilkundlichem Durchblick. Da schlage ich zwei Fliegen mit einer Klappe. Sie könnte mich schulmedizinisch noch einmal unter die Lupe nehmen und ihre alternativen Kenntnisse der Reihe nach an mir ausprobieren. Ich bin für alles offen.

Ein Rollstuhl wird mein Retter in der Not. Ich werde zur Arztpraxis gerollt und brauche mich nicht weiter zu bewegen. Praktisch so ein Teil.

Hey, das ist ja toll, da sind Treppen vorm Eingang! Und die Praxis ist im zweiten Stock ohne

Fahrstuhl! Gibt's hier jetzt einen Flaschenzug oder wie komme ich nach oben? Da hilft nur eins: Zähne zusammenbeißen und in Mäuseschrittchen hochklettern. Mit Glück erreiche ich die Praxis kurz bevor sie schließt.

Irgendwann komme ich an. Ich schnaufe wie ein Walross. Abgekämpft liege ich auf einer Liege in der Praxis und mir kullern die Tränen. Peinlich!

Ich erzähle der Ärztin meine komplette Geschichte im Liegen. Selbst unter größten Mühen könnte ich nicht auf einem Stuhl sitzen. Die Stufen haben mir meine letzte Kraft geraubt. Wahrscheinlich liegt sie noch im Treppenhaus. Auf dem Rückweg werde ich sie einsammeln. Die Ärztin scheint mit meinem Krankheitsbild überfordert zu sein. Diesen ratlosen Blick kenne ich.

„Tja, wie kann ich Ihnen bloß helfen?", fragt sie ausgerechnet mich. Das soll sie sich selbst fragen, offiziell ist sie die Fachfrau. Wenn ich mir diese Frage beantworten könnte, wäre ich nicht hier.

Sie schlägt mir Akupunktur vor. Ich bin einverstanden. Also her mit den Nadeln! Bestimmt sind sie der Schlüssel zu meiner Gesundheit.

Wir beginnen sofort mit der Prozedur, ich liege ja bereits in Position. Sie erklärt mir jeden Punkt, den sie mit der Nadel aufspießt und nun lerne ich, dass die Nieren und die Leber an den Füßen sitzen. Interessant!

Ich liege zwanzig Minuten in meiner Kabine und betrachte die kleinen Stecknadeln an mir. Dabei träume ich davon, wieder laufen zu können, allein und ohne Hilfe. Von einer Zeit vor meiner Krankheit. Sollten mir diese kleinen „Piekser" ehrlich helfen können?

Meine Reise in die Praxis raubte mir die letzten Kraftreserven. Nun bin ich ausnahmslos leer. Als ich zurück bin, lasse ich mich wie eine erloschene Kerze aufs Bett sinken.

Kapitel 3

Die folgenden Tage verlaufen nicht anders. Geschwächt liege ich als erstarrter Klumpen im Bett und bewege mich nicht. Weder hebe ich meinen Kopf noch wackle ich mit dem kleinen Zeh. Nichts geht mehr!

Rien ne va plus!

Zwei Tage später rufe ich bei der Ärztin in der Praxis an, um meine folgenden Akupunkturtermine abzusagen. Diesen Horrortrip würde ich ein zweites Mal nicht überleben. Sie bietet mir an, mich für die nächsten Akupunktursitzungen zu Hause aufzusuchen. Was für ein selbstloses Angebot! Ich freue mich darüber. Habe ich doch große Hoffnungen in die Akupunktur gesetzt. Wir machen einen Termin für den übernächsten Tag aus.

Bis dahin bin ich mit Denken beschäftigt. Ich grüble über mich und mein Leben nach. Mir ist klar, dass mir die Kopfarbeit auch nicht weiterhilft, mich nur tiefer in mein Unglück sinken lässt, aber es ist alles, was mir geblieben ist. Mein Geist und ich sind uns so nah wie nie zuvor. Wir kommunizieren miteinander und zeitweilig erwäge ich, mit ihm gemeinsam diesen Körper zu verlassen. Wenn nichts mehr hilft und ich niemals in mein Leben zurückfinde, wäre es die letzte Option.

Endlich kommt der Tag meiner zweiten Aku-punktursitzung beziehungsweise „-liegung". Die Ärztin betritt mein Zimmer und strahlt mich an, als wäre es das Schönste der Welt, mich hier in meiner Gruft aufzusuchen. Ich bin ihr dankbar, dass sie eigens fürs Nadelstechen zu mir reist. Zumal ihr Fahrweg nicht unerheblich ist. Sie fragt mich interessiert nach meinem derzeitigen Zustand. Kann man das denn nicht erkennen? Ach nein, ich sehe aus wie immer. Ich habe keine Pestbeulen oder Geschwüre auf der Stirn und auch sonst sieht man mir mein Elend kaum an. Klar, ich liege schlapp rum, aber es gibt kein ein-ziges Anzeichen, das auf meine Erkrankung hin-deutet. All meine Untersuchungsergebnisse sind ohne Befund. Woher soll sie also wissen, wie ich mich fühle? Ich könnte mir ein Schild umhängen: *Ich bin krank!*

Behutsam drückt sie mir eine Nadel nach der anderen unter die Haut. Sie verordnet mir, diese zwanzig Minuten „einwirken" zu lassen. Hof-fentlich geht mir beim Rausziehen keine durch die Lappen. Nicht, dass mir den Rest meines Le-bens eine verrostete Nadel auf dem Kopf steckt.

Ich bitte sie, die Befunde des letzten Arztes an-zufordern. Möglicherweise gibt es eine Erkennt-nis, von der ich wissen sollte. Die Entlarvung einer Virenart, die nur er entdeckt hat und des-sen Behandlung kinderleicht ist, nämlich mit einem Mittel, dass mich innerhalb von Tagen auf die Beine bringt. So wäre es mir am liebsten, falls ich das Recht habe, Wünsche zu äußern. Hab ich das?

Ich fiebere erwartungsvoll der nächsten „Nadelsitzung" entgegen. Schön, als die nette Ärztin lächelnd mein Zimmer betritt. Diesmal hat sie die Ergebnisse des letzten Arztes dabei. Leider ergab auch diese Untersuchung rein gar nichts. Hoffnungsvoll schlägt sie mir vor, mir ebenfalls Blut abzuzapfen, um selbst eine gründliche Analyse meines Serums in die Wege zu leiten. Ja, schön. Schaden kann's nicht.

Außerdem empfiehlt sie mir Eigenblutspritzen. Sie wären eine gute Ergänzung zur Akupunktur und möbeln das Immunsystem ein bisschen auf. Mir ist alles recht. Hauptsache irgendwas hilft. Also saugt sie mir mein Blut aus der Vene, um es daraufhin in den Allerwertesten zu spritzen. Danach sticht sie mich mit ihren Aku-Nadeln und geht.

Kapitel 4

Ich erhalte Krankenbesuch von ein paar Freundinnen. Es ist eine willkommene Abwechslung, auch wenn es mich so schwächt, dass ich kaum mit ihnen reden kann. Aber was spielt's für eine Rolle! Sie sind hier und erzählen mir was vom Leben da draußen. Ein Leben, das für mich weit weg ist. Meine kleine Welt spielt sich in vier Wänden ab und alles dreht sich nur um eins: diese Krankheit. Also genieße ich die Ablenkung und höre mir an, was sie so machen – ohne mich.

Herrje, ist das alles ungerecht!

Meine „Akupunktur-Ärztin" besucht mich wieder.

„Na", sagt sie, „geht es Ihnen denn noch nicht besser?"

Wahrscheinlich bin ich minutiös überempfindlich geworden und sollte nicht jedes Wort auf die Goldwaage legen. Aber ich meine, an ihrem Unterton herauszuhören, dass sie langsam die Geduld mit mir verliert. Dabei bin ich erst seit zwei Wochen in ihrer Behandlung. Was erwartet sie? Eine Blitzheilung? Die wäre mir natürlich recht, ist aber unwahrscheinlich nach vier Monaten des Siechtums.

„Nein!"

„Ihr Zustand ist aber wirklich ungewöhnlich", höre ich sie sagen.

Das weiß ich auch. Nur du als Ärztin solltest eigentlich wissen, warum ich hier liege. Sag mir lieber, was ich habe, und tu nicht so, als würde ich an Hypochondrie leiden!

„Ihre Blutuntersuchung ist ohne Befund. Die Werte sind absolut in Ordnung."

Da erzählst du mir nichts Neues. Das höre ich ständig. Na und? Erwartest du jetzt, dass mich diese Erkenntnis mit einem Schlag zu der lang ersehnten Genesung führt."

Wenn das so weitergeht, falle ich in eine Depression. Ich will, dass mich jemand versteht! Warum kennt sich denn kein gottverdammter Arzt auf dieser Welt mit meinen Symptomen aus? Sind die denn so selten?

Plötzlich laufen mir die Tränen. Ich falle in ein Loch und es kann gut sein, dass ich bald nicht mehr will. Langsam gehen mir die Ideen aus und ich habe kaum noch Hoffnung. Ich bitte die Ärztin, mir ein leichtes Antidepressivum zu verschreiben. Diese Bitte und mein jämmerlicher Zustand bringen sie auf die falsche Fährte. Sie fragt mich tatsächlich, ob ich Probleme hätte. Wie auf Kommando stoppen meine Tränen.

„Psychische Krankheiten können oft schlimme körperliche Folgen nach sich ziehen."

Na klar können sie das! Trotzdem ist meine Erkrankung nicht psychischer Natur. Meine körperliche Krankheit bringt mich allerdings emotional an meine Grenzen. Ist das nicht verständlich?! Ich war mal ein zufriedener, lebensfroher

Mensch mit den üblichen Alltagsproblemen. Ich lass mir hier keine Psychose anhängen!

„Bitte verstehen Sie mich nicht falsch. Aber ich habe mich mit anderen Fachärzten über Ihren Fall beraten."

Meinen Fall?

„Alle fragten sich, warum so eine junge Frau nicht mehr aufstehen will."

Dieser Satz bringt das Fass zum Überlaufen.

„Das Einzige, was ich will, ist aufzustehen", erwidere ich gereizt. „Ich könnte mir beileibe Schöneres vorstellen, als meine Tage im Bett zu verbringen. Und eines kann ich Ihnen versichern: Ich bin nicht psychisch krank!"

Bei der piept's wohl!

„Sagen Sie, Frau Doktor, haben Sie mal was vom ‚Chronischen Erschöpfungssyndrom' gehört?"

Sie schaut mich fragend an und schüttelt den Kopf. Zum Glück habe ich einige Kopien über das Thema „CFS" vorbereiten lassen, die ich ihr nun in die Hand drücke. Es sind einige im Internet veröffentlichte Berichte über das „Chronic-Fatigue-Syndrom". Das englische Synonym klingt doch wesentlich imposanter. Zwar glaube ich nicht, daran erkrankt zu sein, aber es ist immerhin ein Ansatz.

Zu meinem Erstaunen nimmt sie die Blätter bereitwillig entgegen.

Ich rechne damit, dass sie jetzt beleidigt ist. Ärzte mögen es nicht, wenn sie ein Patient belehren will. Aber das ist mir egal. Immerhin bin auch ich beleidigt. Dauernd für psychisch krank gehalten zu werden, ist für mich eine Riesenbelastung. Ich kämpfe für eine Diagnose! Doch die Ärzte machen es sich leicht, indem sie ungewöhnliche Krankheitsbilder zu einem psychischen Leiden erklären, nur um ihr eigenes Unvermögen zu verdecken! Man sollte meinen, dass man mit einem unbekannten Symptomkomplex in ihnen den Forscherdrang erweckt. Endlich mal etwas anderes als Husten, Schnupfen, Heiserkeit. Stattdessen behandeln sie alle Patienten nach „Schema F" und wehe, da tanzt mal einer aus der Reihe.

,Wie, Sie haben keinen Schnupfen und sind trotzdem krank? Hier, nehmen Sie eine Überweisung für den Psychologen!'

Bald kommen mir Zweifel, ob diese Nadelbehandlung hilft, denn ich spüre nicht die kleinste Verbesserung. Auch die Eigenblutspritzen zeigen keine Wirkung. Ich bin ein Trauerkloß und glaube nicht mehr an bessere Tage. Neuerdings schlucke ich diese homöopathischen „Glückskapseln", die mir die Ärztin empfohlen hat. Eine bessere Laune verspüre ich dadurch aber nicht.

Ich höre von der Freundin meiner Chefin, über eine bestimmte Klinik, die mir vielleicht weiterhelfen könne. Dort kenne man sich mit dem „Chronischen Erschöpfungssyndrom" aus und es würden Untersuchungen gemacht, die ein einfacher Hausarzt nicht leisten könne.

„Wie wär's, wenn du da mal einen Termin machst", rät sie mir.

„Ja, her mit der Telefonnummer!", antworte ich aufgeregt.

„Du musst aber bald dort anrufen, sie haben lange Wartezeiten."

War ja klar, dass da ein Haken ist. Andererseits hab ich's nicht so furchtbar eilig. Meine Krankheit läuft schon nicht weg.

Gleich am nächsten Tag rufe ich meine „Akupunktur-Ärztin" an und bitte sie, für mich einen Termin in dieser Klinik zu machen. Sie ist sofort dazu bereit. Das überrascht mich. Ist sie denn nicht beleidigt? Wahrscheinlich ist sie nur dankbar für meinen Vorschlag, weil sie in „meinem Fall" nicht mehr weiterweiß.

Kurze Zeit später ruft sie mich zurück und teilt mir mit, dass sie keinen kurzfristigen Termin erwirken konnte. Um es aber trotzdem zu beschleunigen, arrangierte sie einen Termin in einer anderen Abteilung. Der Rheumatologie. Angeblich würde man sich auch dort mit „Erschöpfung" auskennen. Nun ja, besser als nichts. Vielleicht finden sie Rheumabakterien in meinem Blut. Die kann man wenigstens mit einem Antibiotikum behandeln. Somit dürfte ich bald gesund werden.

Durch meine täglichen Studien in den verschiedensten medizinischen Büchern bin ich bereits so informiert, dass ein Medizin-Studium ein Klacks für mich wäre. Es gibt kaum mehr eine Krankheit, die mir nicht bekannt ist. Diverse Erkrankungen können Schwächesymptome herbeiführen. Und genauso viele werden durch einen Immundefekt verursacht. Das „Chronische Erschöpfungssyndrom" muss letztlich auch eine Ursache haben. Wie mir inzwischen bekannt ist, kann die sehr unterschiedlich sein. Dies ist auch der Grund, warum CFS nicht als „vollwertige Krankheit" anerkannt wird. Weder von den Ärzten noch den Krankenkassen. Man kann sich nicht erklären, wodurch sie ausgelöst wird. Es wird vermutet, dass bestimmte Viren eine Rolle spielen, Borrelien, Pilze, Fehlfunktionen des Hormonsystems, neurologische Störungen, andauernde Überbelastung im Vorfeld der Erkrankung und eine Vielzahl von Umweltgiften. Hier verhält es sich nicht so wie beispielsweise bei Krebs, wo man Krebszellen lokalisieren und sicher eine Diagnose stellen kann. Es finden sich schließlich keine „chronischen Erschöpfungszellen" im Körper. Darum gebe ich mich mit der Annahme, CFS zu haben, nicht zufrieden. Denn das hilft mir nicht, gesund zu werden. Wenn schon die Ärzte nicht wissen, was der Grund meiner Probleme ist, muss ich eben ein „Eilstudium" in Medizin absolvieren. Einer muss ja hier was tun! Und wenn ich das selbst bin.

Kapitel 5

Heute ist mein Termin in der Klinik. Diesmal habe ich vorgesorgt. Ich habe einen Krankentransport beauftragt, meinen schlappen Körper von Tür zu Tür zu transportieren. Das ist eine prima Sache. Ich brauche mich kein Stück zu bewegen und lande da, wo ich hinwill. Ist fast wie „beamen", nur das es wesentlich länger dauert.

Nun sitze ich in einem weißen Behandlungszimmer, in dem ein grauer Schreibtisch steht. An Kinkerlitzchen wurde gespart. Kein Bild, kein Regal, nur der Schreibtisch, zwei Stühle – und ich.

Eine Ärztin betritt den kahlen Raum und macht einen vertrauenswürdigen Eindruck auf mich. Bestimmt wird sie mir helfen, da bin ich sicher.

Sie stellt mir viele Fragen, welche, die bisher niemand stellte. Sie kennt das „Chronische Erschöpfungssyndrom" und scheint sehr informiert zu sein. Ich staune über neue fachliche Begriffe und nehme mir sofort vor, später alles nachzulesen. Es soll eine Autoantikörper- und Immundiagnostik gemacht werden. Das klingt auf alle Fälle spannend und absolut neu. Halleluja, das wird bestimmt der Durchbruch! Mir werden unzählbar viele Ampullen Blut entnommen und dann geht's mit dem Krankentransport nach Hause.

Jetzt liege ich auf meiner Couch, als wäre nichts passiert. Diesen Ausflug habe ich ausgezeichnet überstanden. Ein angenehmes Gefühl der Zufriedenheit stellt sich ein, denn ich bin mir sicher, dass man nun etwas finden wird. Es dürfte nicht mehr lange dauern, bis Hilfe käme.

Die folgenden Tage bin ich wie beflügelt. Jetzt geht's voran, denke ich pausenlos. Sogar das für mich langweilig gewordene Fernsehprogramm finde ich erstaunlich unterhaltsam.

Nach einer Woche Glückseligkeit bekomme ich einen Anruf aus der Klinik, auf den ich so sehnsüchtig warte. Die Ärztin teilt mir mit, dass meine Blutergebnisse eingetroffen seien.

Na endlich, gleich werde ich erfahren, woran ich erkrankt bin.

„Es gibt keinerlei Anzeichen für eine Entzündung im Körper. Das große Blutbild ist unauffällig."

Klar, weiß ich doch!

„Es gibt nur eine kleine Auffälligkeit."

Ach ja?

„Ihre Autoantikörper sind leicht erhöht. Bei der Laboruntersuchung konnte aber nicht festgestellt werden, weshalb. Und eigentlich ist es auch nicht weiter beunruhigend. Der Wert weicht nur geringfügig ab."

Ja und? Das ist doch kein handfester Befund. Wie geht's nun weiter?

„Mehr kann ich leider nicht für Sie tun. Nach diesen Untersuchungsergebnissen sind Sie als gesund einzustufen. Tut mir leid."

Halt! So leicht lasse ich mich nicht abspeisen!

„Hören Sie, Frau Doktor, ich bin krank! Niemand weiß, was ich habe. Keiner konnte mir bisher helfen. Ich weiß nicht mehr weiter. Bitte helfen Sie mir!"

Mein Hilfeschrei scheint sie erreicht zu haben. Sie gibt mir das Versprechen, noch einmal tief in sich zu gehen und sich wieder bei mir zu melden.

Alle Hoffnungen wurden von einem Moment auf den anderen zunichte gemacht. Hätte bei dieser Untersuchung nicht mehr rauskommen können? Ich bin am Ende. Ich will nicht mehr!

Gerade schmiede ich meine nächsten Untergangspläne, als das Telefon erneut klingelt. Der versprochene Rückruf der Ärztin kam schneller als erwartet.

„Es gibt hier in der Klinik eine Abteilung der ,Immunologie'. Wenn Sie wollen, versuche ich dort einen Termin für Sie zu machen."

Gütiger Himmel, an dieser Erkenntnis war ich doch längst angelangt! Schein ich mich denn nur im Kreis zu drehen?

„Ja, gern, darüber würde ich mich sehr freuen. Danke."

Eigentlich dachte ich ja, sie hätte mit dieser Abteilung etwas zu tun. Laut der „Akupunktur-Ärztin" hätte das so sein müssen. Nun fange ich erneut von vorne an.

Sechs lange Wochen Wartezeit auf diesen Termin stehen mir bevor. Das Schicksal scheint mich dazu verdonnert zu haben, mir viel Zeit für diese Krankheit zu nehmen. Oder nimmt sie sich Zeit für mich? Danke, aber darauf kann ich getrost verzichten.

In dieser Woche ereignet sich an einem Nachmittag ein kleines Wunder. Ich liege auf meinem Bett und versuche, ein paar Zeitschriften zu lesen und mir den Inhalt der Artikel zu merken – wie so häufig. Dabei mache ich Bewegungsübungen mit meinen Fingern und den Zehen. Keine sehr effiziente Methode, um den Kreislauf in Schwung zu halten, aber immerhin fördert es ein wenig die Durchblutung. Mein Defizit an Bewegung sorgt für ein unangenehmes Kribbeln in Armen und Beinen. Mehrmals täglich beschäftigte ich mich daher mit dem Hinundherwippen meiner Gliedmaßen, soweit es mein Körper zulässt. Diesmal gelingen mir meine Übungen wesentlich geschickter, daher entschließe ich mich zu einem Versuch. Ich stehe einfach auf, halte mich am Schrank fest und bleibe ein bis zwei Minuten stehen. Meine Beine zittern und mein

Kreislauf sackt in die Füße. Doch ich halte durch. Kaum zu fassen! Danach lege ich mich wieder hin und ruhe mich aus. Wow, was für ein Ausflug. Das probiere ich gleich noch einmal. Einige Minuten später stehe ich abermals, diesmal ein paar Minuten länger. Das klappt ja wie am Schnürchen. Mein Herz klopft zwar bis zum Hals, aber egal. Dieser kleine Erfolg muss gefeiert werden. Ich gönne mir ein Stückchen Kuchen. Hm, so schmeckt es doch besonders lecker.

Bis zum Abend übe ich zu stehen und fühle mich etwas kräftiger. Die darauffolgende Nacht schlafe ich wie ein Murmeltier. Endlich mal wieder.

Am nächsten Tag setze ich meine Übungen fort. Ich kombiniere sie mit ein paar Schritten und gehe im Zimmer auf und ab. Zwar falle ich ausgemergelt ins Bett, aber für mich ist dies ein kolossaler Erfolg. Wie lange bin ich nicht mehr gestanden oder gegangen? Mir laufen die Tränen vor Glück und nun hege ich berechtigte Hoffnung, bald wieder ganz gesund zu werden.

Mir ist klar, dass ich mit den Spaziergängen durchs Zimmer nicht übertreiben darf. Ein paar Schritte zu viel und ich würde Rückfälle riskieren. Das darf auf keinen Fall passieren. Daher bemühe ich mich bei aller Freude um Besonnenheit.

Schnell habe ich eine Theorie für dieses seltsame Geschehen. An CFS kann ich unmöglich erkrankt sein, denn eine derart abrupte Erholung wäre in diesem Fall ausgeschlossen, dessen bin ich mir sicher. Es liegt eher nahe, an einer mysteriösen Virusinfektion erkrankt zu sein, welche meinen Körper über so einen langen Zeitraum niedergestreckt hat. Jetzt aber ist es meinen Abwehrkräften gelungen, die Oberhand im Krieg gegen die Eindringlinge zu erlangen. Von nun an würde mir keine einzige Bakterie oder Vire mehr Schaden zufügen können.

Es folgt meine Rache!

Mit jedem Schritt, den ich in der Wohnung tue, fühle ich mich gerächt. Ich zahle es den Schmarotzern heim, die glaubten, in mir ein neues zu Hause gefunden zu haben.

Von nun an soll nur noch die Sonne für mich scheinen. Nichts auf der Welt wird mir mehr Sorgen bereiten. Ich werde das Leben, sobald ich vollständig genesen bin, in vollen Zügen genießen. In den letzten Monaten ist mir klar geworden, wie schnell alles vorbei sein kann. Nur die wenigsten erhalten eine zweite Chance. Ich aber habe nun das einmalige Glück solch einer Chance. Danke, lieber Gott, danke! Tut mir leid für den Zwist, den wir beide in den letzten Tagen und Wochen miteinander hatten. Ich wäre nicht so unleidlich zu dir gewesen, wenn mein Zustand nicht dieser gewesen wäre, der er nun mal war. Das kannst du sicher verstehen. Jetzt aber weiß ich, dass du mich – eines deiner Schäfchen – doch nicht aufgegeben hast.

Ich beginne, Pläne zu schmieden, und überlege, wie ich meine erschlaffte Menschenhülle schonend, aber effektiv in Form bringen kann. Schwimmen wäre da eine hervorragende Methode. Gewiss müsste ich mir noch ein paar wenige Wochen Zeit geben, aber dann könnte ich mit einem strategisch genau überlegten Trainingsplan beginnen. Ich lasse einen prüfenden Blick über meinen Körper wandern. Es ist kaum zu glauben, wie schnell meine Muskulatur in den letzten Monaten entschwunden ist. Als hätte ich die letzte Zeit in absoluter Schwerelosigkeit verbracht. Ich bin ein lebendiger Wackelpudding! Aber das kriegen wir wieder hin. Ab jetzt wird alles gut.

Ich werde zurück nach Hamburg gebracht.

Jetzt bin ich daheim. Kann mir selbst Essen in der Küche zubereiten. Ich bin etwas selbstständiger geworden, nicht mehr so abhängig von der Güte anderer. Niemals könnte ich das auf Dauer sein. Das ist mir klar geworden in der vergangenen Zeit. Man kann doch niemandem zumuten, dauerhaft Krankenschwester oder -„bruder" zu spielen. Unmöglich. Lieber begrabe ich mich selbst, als anderen Menschen zuzumuten, mich unablässig zu pflegen.

Aber dazu wird es nun nicht kommen. Ich hab quasi einen zweiten Geburtstag. So etwas wie einen Tag der „Auferstehung".

Bald wird alles wie früher sein. – Nein, wohl nicht. Es hat sich was verändert. Ich sehe einiges mit anderen Augen. Ich bin gebrandmarkt und habe festgestellt, dass nicht jeder Weg im Leben geradlinig ist. Zuweilen muss man lernen, mit neuen, unerwünschten Veränderungen klarzukommen. Mir ist bewusst geworden, dass ich nicht unverwundbar bin. Schade eigentlich. Diese Hoffnung hätte ich gern noch einige Jahre aufrechterhalten. Jetzt wird sie begraben. Besser die als ich. Denn ich habe noch einiges vor.

Kapitel 6

Ich bin sehr ungeduldig. Ständig könnte ich Bäume ausreißen, gedanklich klappt das jedenfalls schon sehr gut. Ich möchte die Wohnung putzen, mir Essen zubereiten, mich sportlich betätigen, ach, einfach alles tun, was ich sonst immer gemacht habe. Aber noch geht das alles nur in Maßen. Zweifellos wird meine endgültige Heilung nicht mehr lange auf sich warten lassen, aber es könnte ruhig ein wenig schneller gehen. Auch fühle ich mich nach wie vor „anders", als wäre ich nicht ich, sondern nur ein vorübergehender Irrtum. Möglicherweise befinde ich mich auch in einer Parallelwelt, gar nicht auf der Erde. Jedenfalls nicht auf der Erde, die ich kenne. Eine, wo das Leben entgegengesetzt funktioniert. Darum passieren neuerdings auch so seltsame Dinge: Ein gewisses Maß an Bewegung führt dazu, dass ich mich für ein paar Stunden etwas besser fühle. Zu wenig Aktivität dagegen lässt mich wieder erschlaffen. Zu viel Bewegung aber haut mich um und dann fühle ich mich, als würden ein paar Tonnen Bauschutt auf mir liegen. Das richtige Maß an Bewegung zu finden, ist eine Rechenaufgabe, die mich überfordert. In Mathe bin ich eine Null.

Zuweilen räume ich ein Regal aus, um es zu entstauben und wieder neu zu dekorieren. An anderen Tagen wage ich mich, das Geschirr zu spülen. Danach benötige ich lange Pausenzeiten. Es erschöpft mich sehr, aber ich bin froh, dass ich es kann. Meine starken Herzklopfen sind noch da, aber wenn ich mich dosiert bewege, nehmen sie ab.

Bald schaffe ich es, mein Pensum an Hausarbeit zu steigern. Wenn ich eines nicht mehr sein will, dann eine herumliegende Fressmaschine. Ich brauche eine Aufgabe, und wenn es bedeutet, die Wohnung in sämtlichen Ecken zu reinigen. Hauptsache, ich kann mich nützlich fühlen. Ich möchte wieder arbeiten gehen und nicht den Anschluss ans Berufsleben verlieren. Mein Arbeitsplatz ist mir sicher. Aber wie lange noch?

Eines Abends bemerke ich eine bleierne Müdigkeit, die so groß ist, dass sie kaum zu beschreiben ist. Diese Müdigkeit paart sich mit einem gewaltigen Kräfteverfall. Ist da ein Raumschiff auf mir gelandet? Bringt ihr mich jetzt zurück auf *meine* Erde?

Als ich am nächsten Morgen aufwache, bin ich, obwohl ich fest durchgeschlafen habe, immer noch erschöpft und etwas fiebrig. Also schlafe ich stellenweise ein paar Stunden am Tage und trotzdem falle ich abends aufgezehrt und entkräftet zu Bett.

Ich plane, mich ein paar Tage ruhig zu verhalten, und verbringe viel Zeit im Bett mit Fernsehen oder ich starre aus dem Fenster und zähle die Regentropfen. Und tatsächlich, meine Bettruhe bringt den gewünschten Erfolg. Bald ist die Müdigkeit wie weggeblasen. Da nun auch die Sonne wieder lacht, schiebe ich meine vorübergehende Unpässlichkeit auf die zurückliegenden Regentage.

Bestimmt bin ich ein bisschen wetterfühlig.

Als ich mich nach dieser Ruhezeit meiner üblichen Tätigkeit in der Wohnung zuwenden will, bleibt mir nicht verborgen, dass ich meine Ermüdung zwar „weggeschlafen" habe, mein geschwächtes Dasein aber wieder dominanter hervortritt. Zu viel Aktivität schwächt mich und zu wenig ebenso. Wo ist meine alte Erde? Ich will nicht länger auf diesem schrägen Planeten bleiben. Was ist das nur für eine irritierende Krankheit?

Bin ich doch an diesem „Chronischen Erschöpfungssyndrom" erkrankt? Dann kann ich mir die Hoffnung auf Genesung abschminken. Ich müsste mich damit abfinden, den Rest meines Lebens chronisch erschlafft zu sein, und könnte nie mehr so sein, wie ich einmal war. Ich müsste auf all das, was mir Freude bereitet, verzichten und mir mein Leben komplett neu einrichten. Ich will das nicht! Aber was spielt mein Willen in dieser Situation für eine Rolle?

Ich habe meine Ernährung umgestellt. Von nun an esse ich keine Kohlenhydrate mehr, keinen Zucker, kein Weißmehl. Ich werde den Trojanern in meinem Körper die Lebensgrundlage entziehen. Sollten Darmpilze für mein geschwächtes Dasein verantwortlich sein, dann hat von nun an ihr letztes Stündchen geschlagen.

Sucht euch schon mal einen passenden Grabstein aus!

Nach jeder Mahlzeit putze ich mir die Zähne und gurgle mit Nystatin, einem Pilzmedikament.

Hier nehmt das und das …! Ich werde euch alle ausrotten. Verhungern sollt ihr und leiden, wie ihr mich habt leiden lassen. Ich hasse euch alle, ihr Schmarotzer!

Es ist zwar seltsam, dass mich zu wenig Bewegung ebenfalls schwächt, aber langsam gewöhne ich mich an meine wunderliche Erkrankung. Dass das alles keinen Sinn ergibt, ist mir bald egal. Warum sollte ich mir darüber auch Gedanken machen. Es ändert ja nichts an meiner Situation. Wie ich allerdings diese Merkwürdigkeit meinen Mitmenschen erklären soll, ist mir unklar. Da ich meinen Zustand selbst nicht begreife, kann ich auch nicht erwarten, dass andere es tun. Also beschäftige ich mich weiterhin mit Säuberungsmaßnahmen der Wohnung, mit ständigen Ruhepausen, die mich nerven, aber notwendig sind, und hoffe, dass es bald nicht mehr notwendig sein wird, irgendwem meinen Zustand zu verdeutlichen. Schließlich habe ich ein Ziel: wieder ganz gesund zu werden!

Ich darf bloß nicht aufhören, in Bewegung zu bleiben. Jeder halbe oder gar ganze Tag mit zu vielen Pausen lässt die Schwäche stärker werden.

Ich will nicht mehr schwach sein!

Trotz meiner Zuversicht, in Kürze voll und ganz vor Gesundheit zu strotzen, wage ich mich nicht, das Haus ohne Begleitung zu verlassen. Obwohl mir der Sinn nach einem ausgiebigen Spaziergang steht.

Am Wochenende traue ich mich dann zusammen mit meinem Freund vor die Tür. Zwanzig Minuten Waldluft schnuppern, das ist mein Wunsch.

Ich genieße die frische Luft und das Vogelgezwitscher. Wie sehr habe ich das vermisst! Heute freue ich mich über etwas, das für andere Menschen das Normalste auf der Welt ist: zu gehen.

Ich spüre tiefe Dankbarkeit für diesen Moment. Er dürfte niemals vergehen!

Zwei Tage später zerplatzen meine Hoffnungen und Träume wie eine Seifenblase. Vormittags stehe ich noch fröhlich am Bügelbrett. Ja, das hätte ich auch nie gedacht, dass ich diese Arbeit mal fröhlich verrichte. Aber wenn man monatelang ans Bett gefesselt ist, wünscht man sich, man könnte genau das tun!

Allerdings spüre ich bereits eine neue Schwäche in mir hochkriechen.

Verschwinde, du, ich hab noch zu tun!

Doch sie lässt sich nicht vergraulen, also beende ich mein neues Hobby und setze mich zur Entspannung mit etwas zu essen vor den Fernseher. Nach der Mahlzeit verfolge ich das Programm im Liegen. Nach einer Weile fällt mir die Post ein, die ich aus dem Briefkasten holen möchte. Wir wohnen im fünften Stock ohne Fahrstuhl, also stellen die Treppen ein kleines Hindernis dar. Aber dieses hatte ich unterdessen diverse Male mit Bravour gemeistert. Es dürfte also zu bewältigen sein, wenn auch überaus langsam und schleppend. Ich gehe die Treppen nach unten, leere den Briefkasten und trete meine beschwerliche Reise nach oben an. Auf dem zweiten Treppenabsatz komme ich plötzlich nicht weiter. Als hätte sich mir ein großes Monstrum in den Weg gestellt.

Hau ab da, ich will nach oben!

Eine unglaubliche Schwäche zieht mich zu Boden. Sie reißt an mir, lässt meine Arme und Beine immer schwerer werden. Mir schießen Tränen in die Augen. Was geht hier vor? Ich schaue nach oben und beginne daran zu zweifeln, jemals den Weg zurück in die Wohnung zu schaffen. Jede Stufe, die ich nehme, wird zunehmend höher. Panik überfällt mich. Fühlt sich so Sterben an? Wie sieht das aus, wenn man mich hier tot im Treppenhaus findet? Ich möchte gern elegant liegend vorgefunden werden und nicht so zusammengekrümmt wie ein Shrimp. Langsam robbe ich mich Stufe für Stufe nach oben.

Nach gefühlten zwei Tagen erreiche ich die Wohnung. Mit zittrigen Händen arbeite ich daran, den Schlüssel ins Schloss zu stecken. Irgendwie gelingt es mir, die Tür zu öffnen, und ich schleiche über die Schwelle. Mit letzter Kraft (ich weiß nicht, ob „Kraft" das richtige Wort ist) schleppe ich mich zum Bett. Hier bleibe ich die nächsten Stunden regungslos liegen. Ich höre ein Sausen im Ohr, als würde ich an einer Muschel lauschen. Außerdem ist da ein Druck auf dem Trommelfell, der bis in den Kopf zieht. Falls meine Hirnmasse gleich implodiert, möchte ich dabei bitte bewusstlos sein. Diese Schweinerei muss ich mir nicht ansehen.

Ich bleibe bei Bewusstsein. Auch sterbe ich nicht. Obwohl es sich so anfühlt. Die Schwäche, die ich nun verspüre, ist anders. Viel gewaltiger. Sie geht in jeden Winkel meines Körpers über, bis in die Haarspitzen. Ich weiß nicht, wie ich das beschreiben soll. Es ist unfassbar quälend, so brutal unerträglich, dass ich mir wünsche, auf der Stelle sterben zu dürfen.

Ich kann nicht glauben, was da passiert ist. Es ging mir doch schon so gut. Bald wollte ich wieder arbeiten gehen.

Ich hasse diese Welt, ich hasse diese Krankheit!

Ich bin verunsichert über das, was passiert ist, und verbringe die folgenden Tage im Bett. Ich bewege mich kaum. Apathisch starre ich auf den Fernsehbildschirm. Fortwährend gehen mir dieselben Fragen durch den Kopf. Warum erlange ich nicht mehr die alte Kraft zurück? Gibt es jemals eine Chance, gesund zu werden? Wie wird meine Zukunft aussehen? Leide ich doch am „Chronischen Erschöpfungssyndrom"?

Könnte gut sein. Jedenfalls sieht es danach aus. Ich bin schlapp „wie eine Flasche leer", und „Ich habe fertig", und das schon seit Monaten. Zwar hatte ich die letzten Wochen mehr an Kraft gewonnen, aber eigentlich fühlt sich nichts in meinem Körper so an, als könnte es werden, wie es mal war. Mein gesamtes Leben habe ich meinen Körper niemals so deutlich gespürt wie in den letzten Monaten. Müsste ich dafür dankbar sein?

Danke, lieber Gott, dass ich schwach sein darf und meinen Körper mal von einer anderen Seite kennenlerne. Das war sehr aufschlussreich, interessant zu wissen, wie sich ein funktionsuntüchtiger Körper anfühlt. Wirklich, das ist großartig! Aber nun reicht's mir! Bitte nimm diesen Leib zurück und gib mir einen anderen. Ist mir auch egal, wenn er nicht perfekt aussieht. Dieser hat ja auch seine Makel. Wenn du ihn also nicht reparieren kannst, dann nimm ihn verdammt noch mal zurück! Ich will ihn nicht mehr!

Ist dies eine Prüfung, die ich bestehen muss? Eine Doktorarbeit im „Ausdauerkranksein"? Also schön! Ich werde kämpfen. Schließlich bin ich zu jung, um eine lebendige Leiche abzugeben.

Fragt sich nur, wie ich das Ganze durchstehen soll. Aber dafür werde ich eine Antwort finden.

Mit ein paar Tagen Ruhe allein, ist mein erneuter Rückfall nicht zu überwinden. Zwar bin ich nicht gezwungen, permanent zu liegen, aber ich muss übertrieben viele Ruhepausen liegend einhalten, die lange andauern müssen, damit ich mich ansatzweise besser fühle. Wenn ich diese Liegezeiten nicht einhalte, bin ich die nächsten drei bis vier Tage wieder bettlägerig. Der Druck in meinen Ohren, der sich bis in den Kopf ausdehnt, ist ununterbrochen zu spüren. Oder bin ich in einem Flugzeug und hab das noch nicht gemerkt. Wann landen wir?

Eine Dauermüdigkeit macht sich wieder breit. Immerzu glaube ich, nicht ausgeschlafen zu sein, und wünsche mir, in einen tiefen, unendlichen Schlaf zu fallen.

In den kommenden Tagen stürze ich mich in eine Traumwelt. Oft liege ich nur so da, höre Musik und wünsche mich in eine vollkommenere Welt, in der es keine Krankheit gibt. Dieses Gedanken-Schweifen-Lassen hilft mir, die schlimmste Phase meines Rückfalls zu überstehen. Ich verreise aus der Wirklichkeit heraus und lasse mich und meine Hülle zurück. Die brauche ich in dieser anderen Welt nicht. Dort funktioniert alles auch so. Von der Realität will ich nichts mehr wissen.

Eines Abends überwältigt mich die Hilflosigkeit. Wie gelähmt, liege ich auf meiner Couch. Der Schwächezustand ist so übermächtig, dass ich wie betäubt bin, komplett lahmgelegt. Selbst einen Finger zu bewegen, bedeutet größte Kraftanstrengung. Als hätte jemand meine gesamte Energie mit einem Strohhalm ausgesaugt. Es läuft nur ein Notstromaggregat, um die wichtigsten Körperfunktionen aufrechtzuerhalten. Mit einem Mal verliere ich all meine Hoffnung und sämtlichen Halt. Die beeindruckende Ausdauer, mit der ich es stets schaffe, mir einzureden, in absehbarer Zeit gesund zu werden, ist wie weggeblasen. Es breitet sich Wut in mir aus, allerdings bleibt sie ohne Folgen eines sachlichen Schadens. Aber gedanklich zertrümmere ich alle Möbel, zerschmettere die Fenster und das komplette Geschirr. Mit einem Messer schlitze ich das Polster der Couch auf, auf der ich Tag ein Tag aus herumliege. Als ich damit fertig bin, die gesamte Wohnungseinrichtung zu zerschlagen, mache ich mich über mich selbst her. Ich prügele mich grün und blau und mache mir Vorwürfe. Ich gebe mir die Schuld an dieser Misere und hasse mich für all das, was ich mir angetan habe. Ich verachte mich so sehr, dass ich nichts mehr mit mir zu tun haben will. Meine erschlaffte weltliche Verpackung taugt ohnehin zu nichts

Brauchbarem mehr und mein Ich ist so sehr mit sich im Unreinen, dass es sich selbst nur noch aus dem Weg gehen möchte. Also krieche ich heulend und hasserfüllt auf allen Vieren zu einer Schublade, in der wir all unsere Medikamente aufbewahren.

Es werden sich bestimmt ein paar passende Pillen finden, die mir dabei helfen, mich loszuwerden!

Beim Durchwühlen finde ich einige Kreislauf-tropfen, Wundsalben, Reisetabletten, Medikamente gegen meinen Heuschnupfen, Aspirin, Halspastillen und lauter harmlosen Kram. Junge, Junge, das darf doch nicht wahr sein! Nicht mal *eine* Schlaftablette ist dabei. Sollte mir nun auch noch kein angenehmes Ausscheiden aus dem Leben gegönnt sein?

Ein Aufschneiden der Pulsadern oder andere derartige Praktiken kommen für mich nicht in Frage. Ich möchte ja „schön" gefunden werden und nicht blutüberströmt. Wer will sich so was ansehen? Ich jedenfalls nicht. Also kann ich es auch niemand anderem zumuten.

Wie erbärmlich ich bin!

Nicht einmal zu den einfachsten Dingen, wie elegant an einer Überdosis Schlaftabletten zu sterben, bin ich fähig, da ich nicht für den Notfall vorgesorgt habe. Jeder geschulte Selbstmörder hätte sich über mich schlapp gelacht. So eine Blamage. Es hilft nichts, mein Vorhaben muss verschoben werden.

Mit einem Handbuch für Selbstmörder wäre mir das sicher nicht passiert. Ich sollte eins schreiben.

Krabbelnd kehre ich zu meiner Couch zurück. Dort eingetroffen komme ich wieder zur Besinnung.

Dem Leben ein Ende bereiten, schaff' ich nicht. Jeder Dussel kann das, nur ich nicht. Es gibt also zwei Möglichkeiten. Entweder ich mach's oder ich mach's nicht. Also gut, ich entscheide mich für „mach's nicht". Vermutlich gibt's da noch die eine oder andere Hoffnung für mich, die ich bislang übersehen habe. Und wenn ich ehrlich bin, fehlt mir zum freiwilligen Ableben der Mut.

Besser so. Was soll ich in den ewigen Jagdgründen? Da werde ich nicht erwartet. Jeder hat seine Zeit und meine ist noch nicht gekommen. Jedenfalls hoffe ich das! Das ist doch schon wieder ein guter Anfang.

Kapitel 7

Die Tage vergehen und mein nächster Termin in dieser Klinik rückt näher. Das ist wohl mein einziger Lichtblick in der letzten Zeit. Hoffentlich kann man mir dort helfen. Diese Aussicht hält mich über Wasser.

Des Öfteren bekomme ich Krankenbesuche oder Krankenanrufe. Aber bei den Gesprächen mit Tanja, der Freundin meiner Chefin, fühle ich mich richtig verstanden. Mit ihr ist jemand da, mit dem ich mein Leid teilen kann. Ein Mensch, der mich wirklich versteht. Oft sprechen wir über unsere Erfahrungen mit der Krankheit, obwohl sie mir sicherlich weitaus mehr erzählen kann als ich ihr. Ich berichte ihr, dass ich auf eine Darmpilzinfektion tippe und daher meine Ernährung umgestellt habe. Sie weiß um die möglichen Folgen einer Darmpilzinfektion. Sie hat gehört, dass es einigen CFS-Patienten besser ging nach einer kohlenhydratfreien Diät. Bei ihr hat es nicht funktioniert. Ich aber bin voller Hoffnung, daher zwinge ich mich zu dieser Ernährungsumstellung auch ohne ärztlichen Befund auf Pilze im Darm. Außerdem bin ich mir sicher, dass ein Befund vorliegt. Und selbst ein negatives Untersuchungsergebnis würde mich nicht überzeugen, da ein Befall in der Stuhlprobe nicht immer nachweisbar ist. Denn die Pilze bilden Nester und sind nicht in der gesamten Stuhlprobe zu finden.

Ich muss lernen, mit ständigen Rückfällen klarzukommen. Immer wieder, wenn ich an Besserung glaube, fesselt mich irgendeine kleine Unachtsamkeit für längere Zeit ans Bett. Ich kann es nicht kontrollieren und weiß einfach nicht, wann es zu viel für mich wird oder mir noch etwas Kraft zur Verfügung steht. Die Energiegrenze befindet sich nicht konstant auf dem gleichen Level.

Das ist gemein und ständig frage ich mich, was ich falsch mache oder ob ich irgendetwas richtig machen kann.

Wenn ich drei Wünsche frei hätte, würde ich mir dreimal wünschen, gesund zu sein. Warum gehen nur die Wünsche der anderen in Erfüllung?

Gott, erfüll mir jetzt sofort diesen Wunsch! Mach mich auf der Stelle gesund oder ich rede nie wieder mit dir!

War das jetzt ein Gebet? Zu wem spreche ich da eigentlich? Hört mich jemand? Hallo?

Auch die nächste Zeit erhört mich niemand. Es bleibt alles beim Alten. Nur eines hat sich geändert: das Essen. Es macht keinen Spaß mehr. Ich halte eisern meine Diät durch, die mich eines Tages gesünder machen soll.

Da auch Kartoffeln und Brot von meinem Speisezettel gestrichen sind, gehen mir langsam die Ideen aus, was ich mir zubereiten könnte. Ich finde es müßig, nach Liste essen zu müssen, aber ich bleibe dabei. Selbst wenn ich verhungern sollte, ich lasse mich nicht umstimmen.

Es vergehen einige „Antipilztage", bis der Termin in der immunologischen Abteilung der Klinik näher rückt. Meine Eltern holen mich in Hamburg ab und kutschieren mich in meine Heimatstadt. Allein hätte ich diese Fahrt nicht bewältigen können.

Am „Klinik-Tag" lasse ich mich aus der Wohnung meiner Eltern von einem Krankentransport abholen, damit ich den Weg unbeschadet überstehe. Da meine Eltern in der obersten Etage wohnen, sind die „Transporteure" angewiesen, mich die Treppen im Rollstuhl herunterzutragen. Sie staunen allerdings nicht schlecht, als ich mich allein von der Couch aufbewege, um mich gemütlich in den Rollstuhl zu setzen, den sie heruntertragen sollen. Sie fragen mich, ob ich die Treppen nicht alleine heruntergehen möchte. Völlig entgeistert sehe ich die beiden an. Natürlich verstehen sie nicht, was mit mir los ist. Sie sehen nur eine junge Frau, die ihre Beine benutzen kann. Also wird sie die Treppen doch zu Fuß bewältigen können. Ich habe aber keine Lust, den Jungs meine Krankengeschichte zu erläutern. Wo sollte ich da anfangen? Bei Adam und Eva?

Ich schlucke meine Wut runter und bestehe auf meinen Treppen-Transport.

Als ich dem Arzt in der Klinik gegenübersitze, von dem ich mir so viel verspreche, spüre ich Zweifel in mir aufkommen. Warum sollte ausgerechnet er mir helfen können? Das haben schon etliche Ärzte vor ihm nicht geschafft. Außerdem sieht er nicht aus wie ein Arzt. Wo ist sein weißer Kittel? Wo bin ich überhaupt?

Der Raum, in dem wir sitzen, ist kein Behandlungszimmer, sondern eine Abstellkammer mit einem Tisch, auf dem ein Telefon steht, und drei Stühlen, von denen wir zwei besetzen. Als ich ihn frage, was das zu bedeuten hätte, sagt er, dass dem Krankenhaus nicht genügend finanzielle Mittel zur Verfügung stünden, um Büros entsprechend auszustatten.

Na großartig! Hier sitze ich in einer Rumpelkammer mit einem kittellosen Arzt in einem mittellosen Krankenhaus. Das sind ja Aussichten! Ich sollte gehen, solange es noch geht. Ach nein, ich kann ja nicht gehen. Da ist es wieder – mein Problem.

Ich sehe, wie er seinen Kugelschreiber zückt und auf dem vor ihm liegenden Papier zu schreiben beginnt. Sieht ja alles sehr professionell und vertrauenerweckend aus. Du stehst jetzt auf und sagst ganz freundlich, dass es dir schon viel besser gehen würde und alles wohl nur ein Missverständnis sei.

Er beginnt, seine Fragen zu stellen, und ich höre mich wie aufgezogen antworten. Dabei kritzelt er unlesbare Notizen auf das einsame Blatt. Nachdem ich ihm meine Beschwerden fast lückenlos und willenlos mitgeteilt habe, erklärt er mir, wonach er nun vorhabe in meinem Blut zu fahnden. Man würde einen Immunstatus machen, meine Immunglobuline nachmessen und nach verschiedenen Viren suchen.

Das mit den Viren könnte er sich sparen. Es wurden schon zwei DIN A4 Seiten bei mir untersucht. Aber wer weiß, es gibt schließlich unzählbar viele verschiedene Viren und täglich werden es mehr. Wäre ich nur eine Vire. Ich hätte ein sorgenfreies Leben.

Nun habe ich einen langen Fußweg zur Blutentnahme vor mir. Das Labor befindet sich in einer anderen Etage. Gibt's hier denn keinen Rollstuhl, in dem man mich dort hinrollen kann?

Der kittellose Arzt legt ein Tempo vor, dass ich kaum hinterherkomme. Dann schlägt er den Weg Richtung Treppen ein. Vor dem Treppenabsatz bleibe ich stehen und schaue „Dr. Kittellos" hinterher. Er blickt zurück und sieht mich fragend an.

„Es ist nur ein Stockwerk höher", sagt er gedankenlos.

Das mag ja sein, aber das ist schon ein Stockwerk zu viel.

Verständnislos sieht er mich an und zeigt mir dann entnervt den Weg zu den Aufzügen.

Außerordentlich freundlicher Arzt und so mitfühlend. Ich glaube, er versteht meine Krankheit und weiß, wie es mir geht.

Nachdem die Kanüle sämtliches Blut aus meinem Arm herausgesaugt hat, fühle ich mich einige Pfund leichter. „Dr. Kittellos" verspricht mir, mich in zwei Wochen anzurufen.

Zwei Wochen! Diese Ungewissheit und die andauernde Warterei bringen mich um den Verstand. Aber was habe ich für eine Wahl? Auf jeden Fall bin ich froh, dass wieder etwas untersucht wird, auch wenn ich mir nichts davon verspreche.

Kapitel 8

Inzwischen bin ich wieder in Hamburg und gut damit beschäftigt, mir „Pilzmenüs" zuzubereiten, um sie zu verspeisen. Das tägliche Kochen erledige ich, soweit es geht, im Sitzen. Aber es fordert meine wenige Energie. Danach liege ich platt auf dem Sofa, um mich die folgenden Stunden von dieser Anstrengung zu erholen. Nun erhoffe ich mir aber mit dieser Maßnahme eine Verbesserung meines Zustandes, daher quäle ich mich Tag für Tag mit dem Kochen herum. Mit jedem Bissen, den ich zu mir nehme, höre ich, wie die Pilze in meinem Darm auf ihren „Pilzknien" um Nahrung betteln.

Verhungern sollt ihr! Keine Gnade! Und mit dem Nystatin gebe ich euch den Rest!

Tanja erzählt mir bei unserem nächsten Telefonat, dass sie sich dazu entschlossen hätte, diese Pilzdiät zu wiederholen. Sie bewundert mich für meine Unbeirrbarkeit, aber ich empfinde nicht so. Allein meine Hoffnung auf Besserung lässt mich so konsequent sein.

Ich lese allerhand in der letzten Zeit, vor allem Bücher über CFS. In jedem Buch finde ich Symptome, die auf mich zutreffen, aber auch genauso viele, die mir unbekannt sind. Ist das ein Zeichen? Hab ich doch etwas ganz anderes?

Ich verschlinge die Bücher in Lichtgeschwindigkeit. Alles, was dort geschrieben steht, klingt einleuchtend. Aber ich will nicht an diesem CFS erkrankt sein, dessen Bezeichnung lediglich für ein Symptom steht, nämlich „erschöpft" zu sein. Somit hätte ich nach wie vor keinen akzeptablen Befund. Eine andere Krankheit möchte ich aber auch nicht haben. Wenn ich also die Wahl hätte, würde es mir nicht weiterhelfen.

Erfreulicherweise soll sich nun eine weitere Möglichkeit der Selbsttherapie für mich eröffnen. Eine Freundin erzählt mir mehr oder weniger beiläufig, dass eine gemeinsame Bekannte vor einigen Jahren eine Handauflegerin besuchte. Diese Bekannte ließ sich dort wegen Neurodermitis und kreisrundem Haarausfall „behandeln" und wurde wieder gesund. Kann es möglich sein, dass solche dubiosen Methoden helfen? Ich nehme mir vor, das näher zu untersuchen.

Die wundersame Dame praktiziert in Hamburg. Also rufe ich die Bekannte am darauffolgenden Tag an und erkundige mich nach diesem Wunder. Ich erfahre, dass die fragwürdige Handbehandlung mehrere Monate dauerte. Sie bestätigt mir, dass es ihr geholfen habe.

Die Geschichte macht mich neugierig. Ob jene Hände auch mir helfen können? Aber wo sollte sie ihre Hände an mir auflegen? Wo sitzt denn eigentlich das Immunsystem? Und woher will ich wissen, dass mein Immunsystem erkrankt ist? Vielleicht habe ich ja was anderes und sie behandelt die falsche Stelle.

Trotz meiner Bedenken will ich es wagen und sie telefonisch kontaktieren. Ein Anruf ist gefahrlos. Was soll da schon passieren? Sie an dem einen Ende der Leitung, ich an dem anderen. Man redet nur. Mehr nicht. Keine Wunder, keine Hände. Nur ihre Stimme und meine.

Am selben Tag wähle ich ihre Nummer. Es stockt mir der Atem, als ihre rauchige Stimme meine Ohrmuschel durchdringt. Meine Güte, was für gruselige Stimmbänder!

Ich stelle mir eine kleine buckelige Person mit dunklen Augenrändern vor, die ihre langen Fingernägel in eine Glaskugel bohrt. Überall gespenstischer Nebel um sie herum und eine Nase so krumm wie die schmale Mondsichel, die an diesem Abend am Himmel zu sehen ist. Meine Fantasie geht mit mir durch. All meine Vorurteile scheinen sich zu bestätigen mit einem einzigen Telefonat. Ich höre mich einen Termin mit ihr verabreden und bin über mich selbst entsetzt.

Diese Erkrankung stellt meine gesamte Lebenseinstellung auf den Kopf.

Aber dies ist ein neuer Hoffnungsschimmer und es ist mir egal, was meine Umwelt über mich denken mag. Mein Bauch rät mir, Neues auszuprobieren, denn mit Altbewährtem komme ich nicht weiter.

Und dann ist er da: der Tag, an dem ich mich ins Abenteuer stürzen will. Da die „Hand-Frau" am anderen Ende Hamburgs wohnt, plane ich, mit meinem Auto zu fahren. Meine einzige Hoffnung ist, dass ich dort keinen Fußweg zu bewältigen habe, denn daran würde das Vorhaben sicher scheitern. Ich bin aufgeregt. Das erste Mal seit meiner Erkrankung will ich mich wieder hinters Steuer setzen. Ich hoffe, dass ich dort ankomme und mir auch der Rückweg gelingt.

Stück für Stück ziehe ich mich an. Meine Jogginghose und der Wohlfühlpulli, welche fürs „Couchliegen" gut genug sind, weichen straßentauglicher Kleidung. Was für ein ungewohntes Bild! Sind mir doch dieser „Schlusihauslook" und mein ungekämmtes Haar schon ein so vertrauter Anblick geworden. Für die Ankleide-Prozedur brauche ich etwa eine Stunde, da ich mich immer wieder hinlegen muss. Jede Handbewegung ist Schwerstarbeit für mich.

Bevor ich die Wohnung verlasse, gönne ich mir noch ein halbes Stündchen Verschnaufpause, um wieder Kraft für den Weg zum Auto zu sammeln. Als ich im Auto sitze, brauche ich weitere fünfzehn Minuten, bis die Erschöpfung und diese Herzklopferei wieder nachlassen. Der Weg von der Wohnung zum Auto dauert ungefähr drei Minuten und ich bin derart verbraucht wie nach einem Marathonlauf, den ich zehnmal gelaufen bin. Dann starte ich den Wagen und fahre los. Das mit dem Autofahren klappt. Ich bin freudig erregt!

Auf einmal fühle ich mich frei. In mir tut sich ein „Wild-West-Gefühl" auf. Bin ich sonst nur an Heim und Couch gefesselt, kann ich mich nun uneingeschränkt bewegen. Und das über große Entfernungen. Wenn auch nicht mit eigener Kraft, aber was spielt das für eine Rolle? Dieses anwachsende Freiheitsgefühl ist kaum zu bändigen.

Kurzfristig ist alles Leid vergessen und ich stelle mir vor, alles wäre gut. Ich stehe an einer roten Ampel und hinter mir quietschen die Reifen eines anderen. Mann, der muss ja total geschlafen haben! Knapp hinter mir kommt er zum Stehen und mir wird klar: Ein Unfall in meinem Zustand ist das Letzte, was mir passieren darf. Was hätte ich tun können, wenn er mir in den Kofferraum gekracht wäre? Ich würde die Wagentür öffnen, um mein Auto laufen, während sich meine Hände krampfhaft an den Türgriffen oder am Radkasten abstützen täten. Langsam ginge ich in die Knie, um den Schaden zu beurteilen. Ich würde zu dem Trottel in etwa Folgendes sagen: „Sind Sie blöd? Sie haben mein Auto kaputt gefahren!"

Damit hätte ich mein gesamtes Pulver verschossen und kleinlaut müsste ich ihm mitteilen, dass ich mich nun schätzungsweise eine halbe Stunde hinsetzen müsste, um etwas auszuruhen. Danach würde ich ihn gern noch etwas beschimpfen, um später das Auto von der Straße zu fahren. Wenn es mir anschließend besser ginge, wäre ich bereit, die Polizei zu rufen. Den Polizisten würde ich um etwas Verständnis bitten, da ich mich nach dieser Aufregung entsetzlich erschöpft fühlte. Ich müsste mich also ein wenig hinlegen. Im Anschluss könnten wir uns gerne der Aufnahme des Protokolls widmen. Selbstverständlich würde mir der freundliche Beamte alle Zeit der Welt einräumen und mir eine Decke und ein Kissen bringen, um es mir richtig schön bequem zu machen.

Mein Freiheitsgefühl weicht, um Unsicherheit und Zweifel Platz zu machen. Ich erwache aus dem schönen Tagtraum und sehe mich wieder, wie ich wirklich bin: eingeschränkt und krank.

Ich hasse dieses lahme, kraftlose Menschengerüst! Ich will aus diesem Körper raus! Kann ich ihn noch reklamieren oder ist meine Garantiezeit mit dreiunddreißig Jahren abgelaufen? Habe ich nicht wenigstens das Recht auf Reparatur?

Die Fahrt dauert gute fünfzig Minuten. Da ich mich zweimal in den labyrinthartigen Straßen vor Ort verfahren habe, schätze ich die tatsächliche Fahrtzeit auf vierzig bis fünfundvierzig Minuten. Was für eine lange Reise!

Ich wage es nicht, meinen Wagen direkt auf dem Gelände der „Hand-Frau" zu parken. Nicht auszudenken, wenn sich versehentlich ein Geist in mein Auto verirrt. Das Grundstück sieht ungepflegt und düster aus. Es ist das letzte in der Straße.

Ich entscheide mich, drei Grundstücke weiter zu parken und kann mir diesen Entschluss nicht erklären. Manchmal tut man halt irrationale Dinge. Jedenfalls ich.

Bevor ich das Auto verlasse und mich auf den langen Weg mache, hole ich dreimal tief Luft, als müsste ich die nächsten zwei bis drei Minuten ein Vakuum durchqueren.

Ein Hund bellt in dem „Hand-Heiler-Haus". Ich weiß nicht, ob ich an der Haustür des Einfamilienhauses oder am Gartenhäuschen klopfen soll. Meine Kraft lässt nach und die Situation verlangt eine schnelle Entscheidung. Ich bilde mir ein, das Gartenhaus sei von einer Aura umgeben und entscheide mich, dort zu klopfen. Erst tut sich nichts. Panik kommt in mir auf, denn ich merke, dass meine Beine wackeln und mein Herz vor Kraftlosigkeit rast. Wenn ich mich nicht augenblicklich hinsetzen kann, falle ich um wie ein Kegel. Zurück zum Auto schaffe ich es jedenfalls nicht mehr. Ich höre, wie eine Tür sich im Inneren öffnet. Es naht Hilfe! Eine überraschend weltlich aussehende Frau öffnet und entgegnet mir gereizt: „Sie sind viel zu früh! Es dauert noch einige Minuten."

Wie lange sind „einige Minuten"?

Als sie die Tür vor meiner Nase schließen will, flehe ich sie an, mir einen Stuhl in den Vorraum zu stellen, sonst müsse sie mich in „einigen Minuten" in ihr Häuschen schleifen. Jetzt zeichnet sich eine weichere Miene in ihrem Gesicht ab. Verständnisvoll bringt sie mir einen Stuhl, nimmt mich am Arm und hilft mir, mich zu setzen. Ich komme mir vor wie eine greise Frau.

Das war Rettung in letzter Sekunde. Länger hätte ich es auf meinen zitternden Stelzen nicht mehr ausgehalten.

Mein Herz höre ich wild in meinen Ohren schlagen. Dazu gesellt sich ein leises Pfeifgeräusch. So wie es aussieht, pfeife ich aus dem letzten Loch.

Sie behandelt einen jungen Mann und ich belausche neugierig ihre Gespräche. Leider kann ich kaum etwas verstehen, aber es klingt ganz und gar nicht nach einer Geisterbeschwörung, sondern eher nach einer gepflegten Konversation. Ich höre, wie sie zu ihm sagt, er solle sich hinstellen, damit sie ihre Hände auf ihn legen könne. Ich hoffe nicht, dass sie dasselbe von mir verlangt. Am liebsten würde ich mich die ganze Zeit hinlegen.

Es dauert weitere geschlagene fünfundzwanzig Minuten, bis die beiden fertig sind und ich an der Reihe bin.

Wir sitzen uns auf zwei Stühlen gegenüber und sie stellt mir Fragen. Sie wirkt alles andere als übersinnlich auf mich. Nur ihre Stimme ist tief wie ein Kontrabass und hört sich im Original wesentlich rauchiger an. Aber das ist auch alles, was von meinem übertriebenen Bild der Wunderheilerin übrig bleibt. Ich merke zu meiner eigenen Verwunderung, dass sich Enttäuschung in mir breitmacht. Ich habe wohl erwartet, dass sie im gasförmigen Zustand aus einer Flasche schlüpft und sich vor meinen Augen materialisiert.

Ich erzähle ihr von meinem Leid und dass ich viele verschiedene Ärzte aufgesucht habe, mir bislang aber niemand helfen konnte. Dass ich grenzenlos verzweifelt bin und meine Lage hoffnungslos scheint.

Wir führen ein langes Gespräch. Es ist angenehm, sich jemandem mitzuteilen, der für alles Verständnis hat. Sie sagt, dass sie den meisten Menschen, die sie aufsuchen, helfen könne, aber dass man bereit sein solle, sich zu öffnen. Manche Menschen hätten ein leichtes Gefühl der Wärme, das ihren Körper durchströmt, andere merken Kälte.

Ich darf während der „Hand-Prozedur" sitzen. Sie legt ihre Hände an verschiedenen Stellen auf, wie an den Beinen, Schultern, Armen und auf dem Kopf. Es ist eine Art Rundumschlag, da es ja keine direkte Stelle gibt, von der aus meine Beschwerden ihren Ursprung haben. Zumindest glaube ich das. Ich warte auf das Wärmegefühl, das mich durchströmen soll. Aber ich merke nichts! Sicher muss ich mich stärker konzentrieren. Geh in dich, Leni, und gib alles!

Es wird weder was warm noch kalt in mir, lediglich meine Füße haben es sich zur Gewohnheit gemacht, selbst mit dickstem Schuhwerk Frostbeulen zu entwickeln.

Gewiss habe ich was übersehen. Schließlich klappt das auch bei den anderen. Beim nächsten Mal bin ich schon viel offener, versprochen!

Wir vereinbaren einen neuen Termin für die kommende Woche. Sie verlangt kein Honorar, also gebe ich ihr freiwillig zwanzig Mark. Immerhin habe ich mich über eine Stunde bei ihr aufgehalten und nehme einen Großteil ihrer mir geschenkten Energie mit auf den Heimweg. Dieses Handauflegen will ich nun regelmäßig ausprobieren. Wer weiß, vielleicht ist das die Lösung.

Kapitel 9

Endlich ist die Zeit des Wartens um. Ich brenne darauf zu erfahren, ob die Blutergebnisse der Klinik etwas ans Licht gebracht haben. Es sind mehrere Anrufe nötig, bis ich den schwer beschäftigten „Dr. Kittellos" an der Strippe habe. Obwohl ich kaum noch Hoffnung in die Untersuchung gesetzt habe, breitet sich Nervosität in mir aus.

Bitte, bitte sag mir, dass ich irgendwas habe! Ich will nicht mehr ohne Befund krank sein müssen!

„Dr. Kittellos" teilt mir mit, dass etwas gefunden wurde: Mir haftet ein IgG-3-Mangel an.

Zwar weiß ich nicht, was das ist, aber es klingt dramatisch. Einen Mangel zu haben, ist letztlich immer etwas Schlechtes. Egal, ob es sich um Geld, Nahrung oder die Gesundheit handelt.

„Niedrige IgG-3-Werte sind bekanntermaßen mit vermehrten Infektionen assoziiert. Die damit gegebene verminderte Resistenz im Bereich der oberen Luftwege prädisponiert vermutlich zu häufigen auch viralen Infektionen."

Ja, verstehe.

„Solche auch subklinisch verlaufende Infektionen können chronisch, über die Freisetzung von TNF-alpha und andere Mediatoren in verschiedenen Geweben zu andauernden Symptomen führen, welche von leicht erhöhten Temperaturen über Muskelschmerzen bis zu Erschöpfungssymptomen reichen."

Na ja, das klingt doch recht vielversprechend, soweit ich sein Fachchinesisch verstanden habe. Also haben wir jetzt die Ursache gefunden? Und wie sieht die Behandlung aus? Was machen wir nun mit mir?

Er erklärt mir, dass die Behandlung alles andere als einfach sei. Man würde mir per Infusion die fehlenden Immunglobuline zuführen. Anfänglich alle zwei Wochen. Dann würde man in regelmäßigen Abständen meine IgG-3-Werte überprüfen. Wären sie dann angestiegen, könnte man die Infusionen seltener verabreichen. Der Organismus soll mit der regelmäßigen Zufuhr angeregt werden, die Immunglobuline wieder im ausreichenden Maße zu produzieren. Die Chancen dafür seien nicht so schlecht.

„Heißt das etwa, dass die Heilungschance nicht bei 100 Prozent liegt?"

„Nein", gibt er unüberlegt zur Antwort, „die Heilungsquote liegt bei 50 Prozent und 30 Prozent haben wenigstens das Glück, eine Verbesserung ihres Zustandes zu erfahren."

Soll ich mich jetzt darüber freuen? Ich bin mir nicht sicher, ob ich das so hören wollte.

Ich erfahre, dass nicht sicher sei, ob die Kasse die Kosten hierfür übernehme. Ich müsse zuvor einen Antrag stellen.

Warum sollte es auch einfach sein? Für den Fall, dass die Krankenkasse sich weigert, müsste ich die Behandlung selbst zahlen. 1.700 Mark für eine Infusion ist ja auch nicht das Problem! Diese winzigen Summen verstauben in meiner Portokasse. Er meinte nicht zufällig 17 Mark oder 1,70 Mark?

Der Zeitraum dieser Behandlung könnte ein bis zwei Jahre dauern. Wenn die Kasse nicht mitspielt, bin ich verloren!

Doch ich lasse mich nicht entmutigen. Es gibt einen Laborbefund. Auch wenn ich mit dem nicht viel anfangen kann – eigentlich gar nichts! Übers Internet werde ich mir die nötigen Informationen dazu beschaffen.

Die kommenden Tage bange und hoffe ich. Ein Mitarbeiter der Krankenkasse verrät mir vorab am Telefon, dass so eine Entscheidung schnellstens in zwei Wochen feststände. Kaum zu glauben, dass ich noch so lange warten muss.

Fünfzehn Tage später finde ich die Nachricht der Krankenkasse in meinem Briefkasten. Nachdem ich den Brief gelesen habe, lasse ich mich auf den Sessel sinken und spüre warme Tränen das Gesicht hinablaufen.

Es ist eine Bewilligung! Jetzt wird alles gut!

Ich beschließe, mir die Infusionen bei der „Akupunktur-Ärztin" in Berlin geben zu lassen.

Zwar hatten wir anfängliche Startschwierigkeiten, doch habe ich keine Lust, meine gesamte Krankengeschichte einem anderen Arzt zu erklären. Die „Aku-Ärztin" kennt mich indessen gut und einen neuen Heiler zu finden, der Verständnis für eine derartige Erkrankung hat, ist mir zu schwierig. Inzwischen ist sie kompetent und bemüht. Mir ist bewusst, dass es schwierig werden kann, in regelmäßigen Abständen von Hamburg nach Berlin zu gelangen. Trotzdem mache ich mir nur untergeordnete Gedanken über die bevorstehenden Strapazen.

Als ich meine erste Infusion erhalte, schaue ich voller Ehrfurcht an den Tropf. Jetzt ist es bestimmt nur noch eine Frage von Wochen, bis ich herumhüpfe wie ein Känguru.

Ich bin gut in den nächsten Wochen beschäftigt. Entweder fahre ich „mit Hilfe" zur „Aku-Ärztin" nach Berlin oder aber „ohne Hilfe" zur Handauflegerin in Hamburg. Meine Wege vom Auto bis zu irgendeiner Tür müssen weiterhin kurz sein. Jedes Vorhaben, das außerhalb der Wohnung stattfindet, muss zuvor genauestens durchgeplant werden, um möglichst keinen Rückfall zu riskieren. Mein neuer Computer beschäftigt mich die übrige Zeit und verhilft mir zu einem detaillierten Wissen rund um das Immunsystem. So wie es scheint, habe ich einen Immundefekt erworben. Einen Immunglobulin-

Mangel in den Subklassen. Das Immunsystem, so lerne ich, ist eine äußerst komplexe Angelegenheit. Es kann durch äußere Einflüsse, wie z.B. Umweltgifte, Ernährungsfehler oder andauernden Stress dauerhaft geschädigt werden.

Ich verschlinge die Fachbücher, und nun bin ich im Bilde und weiß genau, was zu tun ist, um gesund zu werden. Daher verschreibe ich mir und meinem Immunsystem ein Eiweißpräparat und andere Nahrungsergänzungsmittel sowie Vitamine und Mineralien, ebenso Fischöle und Nachtkerzenöl. Logischerweise alles in adäquat hohen Dosen. Schließlich soll's ja auch was bringen und die leeren Speicher aufgefüllt werden.

Gesundheit, bald hab ich dich wieder!

Kapitel 10

Immer noch bin ich davon überzeugt, dass mein Antikörpermangel schuld an meinem desolaten Zustand ist, und wenn es gelingt, diesen Mangel mit Immunglobulin-Infusionen zu beseitigen, steht einer Heilung nichts mehr im Weg. Meine Hoffnung auf Genesung ist so groß wie das Ozonloch über dem Südpol.

Die Handauflegerin besuche ich weiter. Doch kommen mir Zweifel, ob diese Sache etwas nützt. Ihre Äußerung, sie praktiziere auch Fernheilungen übers Telefon, ist nicht hilfreich dabei, meine Skepsis zu zerstreuen. Wie soll das gehen – heilen aus der Ferne? Wenn man so verzweifelt ist wie ich, ist man durchaus bereit, die verrücktesten Dinge zu glauben, aber das ist mir zu abgehoben.

Nach vier Monaten gebe ich auf. Nicht wegen des Geldes. Der Preis war mir ja selbst überlassen. Aber mit jedem Besuch werde ich lustloser. Es hat mir nichts gebracht. Mag sein, dass andere Menschen hier ihre Chance zur Heilung finden, ich aber leider nicht. Wahrscheinlich bin ich zu kritisch gewesen.

Nun liegen alle Hoffnungen auf den Infusionen – und meinen Nahrungsergänzungsmitteln. Diese Dinge müssen es jetzt richten!

Es vergehen weitere vier Monate und mit meiner Candida-Diät werde ich nachlässiger. Ich spreche ihr keinen Nutzen mehr zu. Länger als ein halbes Jahr zügle ich mich schon mit dem Zucker, dem Weißmehl und dem Obst, koche Gerichte ohne Stärke.

Ich mag nicht mehr!

Die Sehnsucht nach einem Stück Kuchen oder einer anderen kulinarischen Sünde wird größer. Mein Leben ist eingeschränkt genug. Als alter Gourmet-Freund fällt es mir zunehmend schwerer, auf all die guten Sachen zu verzichten.

Wenn die Theorie zugetroffen hätte, dass ein Darmpilz mich schwächt, hätte ich längst eine deutliche Veränderung in meinem Befinden bemerken müssen. Also schließe ich auch dieses Kapitel der Selbsttherapie und stelle fest, dass Dr. Leni ebenso erfolglos bleibt wie sämtliche Ärzte.

Die nächsten Monate passiert nichts Bahnbrechendes. Mein Leben plätschert so dahin. Regelmäßig hänge ich in Berlin an der „Infusions-Nadel" und träume von einem neuen Leben. Die Nahrungsergänzungen nehme ich täglich mit eifriger Konsequenz ein und mein Zustand bessert sich in so kleinen Schritten, dass ich sie kaum bemerke. Aber da sind kleine Veränderungen in meinem Befinden. Vor allem abends geht es mir etwas besser. Morgens dagegen fühle ich mich weiterhin wie ein zerknautschtes Taschentuch und brauche eine Weile, bis ich mich im Laufe des Tages entfalte.

Nachmittags zwinge ich mich, Arbeiten im Haushalt zu erledigen. Wie gewohnt mit vielen und ausgedehnten Pausen. Manchmal erschöpft es mich sehr, manchmal weniger.

Gelegentlich verlasse ich die Wohnung, um das eine oder andere zu besorgen. Allerdings bin ich mir nie sicher, ob ich den Heimweg schaffe. Die Fußwege müssen so kurz wie möglich sein. Sollte sich der Weg aus unvorhersehbaren Gründen verlängern, könnte es passieren, dass ich mitten auf dem Weg umfalle und liegen bleibe wie eine umgeknickte Laterne. Sobald ich nämlich fünf Meter mehr als geplant laufen muss, werden meine Beine sonderbar schwer. Ich schaue mich dann immer um, um mich zu vergewissern, dass ich keine Eisenkugeln hinter mir herschleife. In meinen Ohren höre ich Bienen summen und mein Herz schlagen, als wollte es mir aus dem Gehörgang springen. Möglicherweise bin ich ein anatomisches Wunder und habe gar kein Herz in meinem Brustkorb, sondern zwei kleine in meinen Ohren. Jedenfalls hört es sich so an.

Regelmäßig bin ich überrascht, wenn es mir gelingt, das Auto zu erreichen. Wenn ich danach zurück in die Wohnung möchte, erwarten mich etwa eine Million Stufen, die in unsere Wohnung führen. Ein Fahrstuhl hat man beim Bau des Hauses leider vergessen.

Die Couch wartet dann auf mich und ich lasse mich energielos auf sie plumpsen.

Kapitel 11

Weitere acht Monate später kann ich eine Verbesserung feststellen. Vielleicht liegt es auch daran, dass ich gelernt habe, besser mit meiner körperlichen Behinderung umzugehen. Doch würde ich sagen, dass ich schon etwas „kräftiger" geworden bin.

Meine Berliner „Aku-Ärztin" ist sich langsam unsicher, ob sie mir die Infusionen weiter verabreichen soll. Mein Immunglobulin-Wert will einfach nicht ansteigen. Zugegeben, es gibt einen „Höhenrausch" von 0,5 Punkten, der aber eher als „bescheiden" eingestuft werden kann. Der Wert liegt nach wie vor unterhalb des Normbereiches und scheint da festgewachsen zu sein.

Sie schlägt vor, dass ich mich ein weiteres Mal in die immunologische Abteilung dieser Klinik begebe. Da solle man entscheiden, wie meine Antikörper zu bewerten seien.

Ein paar Wochen später bin ich dort. Als Ersatz für den kittellosen Arzt springt ein runder Arzt mit Schnauzbart ein – ebenso ohne Kittel. Er trägt eine Jeans sowie ein gelbes Shirt und ist ungeheuer locker drauf.

Mal wieder erzähle ich meine Geschichte. Es sind laufend dieselben Sätze, die ich benutze, nur anders zusammengesetzt. Das fällt mir jetzt auf. Schrecklich, wie sehr ich mich bei meinen eigenen Ausführungen langweile. Ich hoffe, dass es dem schnauzbärtigen Arzt nicht genauso geht. Ich achte auf seine Gesichtszüge und bin bemüht, meine Sätze etwas umzubauen. Hier und da verwende ich mal ein anderes Wort, so als wüsste er, wie ich den Verlauf meiner Erkrankung für gewöhnlich beschreibe. Ich bin froh, als ich in seiner Mimik nur Interesse herauslese, also hat sich meine Mühe gelohnt.

Wieder muss ich „Blut lassen". Wie so oft.

„Schnauzi" hegt den Verdacht, dass ich einen Eisenmangel habe und darum von chronischer Erschöpfung geplagt sei. Hinter vorgehaltener Hand kann ich darüber nur lachen. Wenn's so einfach wäre, hätte das sicher schon ein anderer Arzt entdeckt. Ein Eisenmangel ist so unwahrscheinlich wie die unbefleckte Empfängnis einer Jungfrau. Meine hochdosierten Vitaminpräparate enthalten Eisen. Hätte ich einen Eisenmangel gehabt, dann wäre er in den letzten Monaten seit meiner Einnahme sicher behoben worden. Aber das lässt der runde Doc nicht gelten. Er zapft fleißig an meiner Vene herum und holt alles an Blut, was zu holen ist. Auch er veranlasst ein kleines Blutbild (mit den kleinen und großen Blutbildern kann ich inzwischen eine Wand zukleistern). Auf den Beweis eines Eisenmangels ist er ganz scharf und natürlich will er die Immunglobulin-Werte der Subklasse 3 überprüfen.

Das dauert wieder ein paar Wochen, warum ist mir zwar nicht klar, aber egal. Warten bin ich ja gewohnt. Ich warte immer – entweder auf Blutergebnisse oder am Telefon, im Wartezimmer, auf eine Diagnose … und auf meine Genesung. Ich bin „warteerprobt".

Er schreibt mir seine Durchwahlnummer auf, damit ich ihn in zwei Wochen nach den Ergebnissen befragen kann.

Das tue ich dann auch. Selbstverständlich habe ich ihn nicht gleich an der Strippe, sondern telefoniere ihm hinterher. Als ich ihn nach weiteren fünfzehn Minuten Wartezeit am Telefon habe, sagt er mir, dass die entscheidenden Blutwerte der Immunglobulin-Subklassen fehlen. Zwar geht es mir nur darum, aber ich versuche meine Enttäuschung zu verbergen.

Die Eisenwerte und das „Tapeten-Blutbild" sind allerdings da. Eisen liegt im Normbereich. Gähn! War ja klar.

Eine Woche später wiederholen wir unser Telefonat.

Die Befundberichte sind da! Doch meine mir vertrauten, bisher immer zu niedrigen IgG3-Werte, sollen mit einem Male normal sein. Was für ein dummer Scherz!

„Wirklich!", behauptet er felsenfest, „Ihre Werte liegen im absoluten Normbereich. Völlig normal."

Blödsinn! Wie soll das plötzlich möglich sein?

Ich glaube ihm kein Wort. Mein Puls spielt „Hau den Lukas" und hat das obere Ende der Schiene erreicht. Ein Klingelsignal ertönt, nur statt des Hauptpreises winkt mir eine Niete. Ich sehe meine Infusionen davonschwimmen, meine Therapie, meine einzige Hoffnung auf Genesung. Da kann was nicht stimmen, ich bin mir sicher. Als meine „Aku-Ärztin" die Werte das letzte Mal überprüfen ließ, waren sie wie immer zu niedrig. Und an Wunder glaube ich nicht.

Ich lasse mir den Befundbericht zufaxen und mir ist sofort klar, dass ein Fehler in den Normbereichen vorliegt. Die Werte stimmen. Das sind meine, zweifelsohne, aber der Normbereich ist so verändert worden, dass meine Werte normal erscheinen. Das Labor hat einen Fehler gemacht! Und der ist so dramatisch, dass ein Immunglobulin-Mangel nicht mehr als solcher erkannt werden kann.

Aufgeregt rufe ich bei „Schnauzi" an und teile ihm meine Vermutung mit. Sein Angebot, dies bei einem anderen Labor überprüfen zu lassen, nehme ich dankend an.

Ich verabrede mit meiner Ärztin, mir am selben Tag Blut abzunehmen wie „Schnauzi". Den Reinfall möchte ich kein zweites Mal erleben. Würde die Klinik auf das gleiche Ergebnis kommen wie zuvor, könnte ich mit der Blutprobe meiner „Aku-Ärztin" den Gegenbeweis antreten. Somit bin ich nach allen Seiten hin abgesichert. Und so kommt, was ich befürchtet habe: Die Blutwerte der Klinik weisen keinen Mangel an Antikörpern auf. Eine weitere Therapie mit den Infusionen sei nicht mehr nötig, laut des „Schnauz-Docs". Aber die Blutwerte meiner Ärztin liegen mir bereits vor und sind zu niedrig wie eh und je. Ich konfrontiere „Schnauzi" mit der Tatsache und faxe ihm die parallel durchgeführten Untersuchungen der „Aku-Ärztin" zu.

Plötzlich fällt ihm ein, dass die Klinik ja nur mit diesem einen Labor zusammenarbeitet. Wir hätten uns also die Kontrollblutabnahme schenken können. Statt nun aber der eindeutigen Beweislage Glauben zu schenken, meint er, es könne ja sein, dass das Labor meiner Ärztin eine andere Analysemethode benutze und dies wiederum könne nun zu einem anderen Ergebnis führen. Ich glühe auf wie ein 500-Watt-Strahler und meine Leitungen brennen jeden Augenblick durch. Mit derlei fadenscheinigen Ausreden werde ich mich nicht abservieren lassen. Zur Not renne ich zu Dutzenden anderen Ärzten und haue ihm die Gegenbeweise um die Ohren.

Ich verabrede mit ihm, dass ich bei einem weiteren Arzt meine Immunglobuline testen lasse, und mich dann, wenn das Ergebnis vorliegt, erneut an ihn wende. Mir ist ja klar, dass dem Labor ein Fehler mit den Normbereichen unterlaufen ist. Nur ihm leider nicht.

Die Blutuntersuchungen bei einem dritten Arzt lassen zwei Wochen später auch eindeutig erkennen, dass mir weiterhin mein so treuer Antikörper-Mangel anhaftet. Der runde Doc tut bei unserem nächsten Telefonat sichtlich überrascht. Ich frage mich nur, wie viele andere Patienten mit einem ähnlichen Problem von den kittellosen Ärzten für gesund befunden wurden.
Da hatte ich wohl Glück, dass die Klinik bei meinem ersten Besuch noch mit einem anderen Labor zusammengearbeitet hat. Sonst wäre mein Antikörper-Mangel niemals aufgedeckt worden. Und wie gut, dass ich nicht auf den Kopf gefallen bin und solche Fehler bemerke. In der schlimmsten Phase meiner Erkrankung wäre mir so was nie im Leben aufgefallen, denn da lief ich mit einer Matschbirne umher. Ich hätte alles widerspruchslos hingenommen.

Somit ist meine Infusions-Therapie gerettet. Alles kann so weitergehen wie bisher.

Kapitel 12

Nicht ganz 1 ½ Jahre sind inzwischen vergangen. Ich habe etwas Selbstständigkeit zurückerlangt. Die ganze Zeit über habe ich verbissen an meinem Vorhaben festgehalten, meine Arbeit im September wieder aufzunehmen. Mein Arbeitsplatz wurde mir trotz der langen Fehlzeit freigehalten und es steht dem Ganzen nichts im Wege. Nur meine Krankheit. Umso näher der Termin rückt, desto bewusster wird mir, dass sich dies zu meiner persönlichen Schnapsidee entwickelt hat. Der Arbeitsbeginn ist geplant und alle sind informiert. Ich stehe unter einem Druck, für den ich ganz allein verantwortlich bin. Nun ja, meine Krankheit ist hier auch mitbeteiligt, aber das lass ich jetzt mal außen vor. Schließlich kann die nicht reden. Ich aber schon und ich selbst habe es überall verkündet, also muss ich auch zu meinem Wort stehen.

Klar will ich wieder einer Arbeit nachgehen, ein Teil der Gesellschaft werden. Ich möchte kein unnützes Dasein führen, gebraucht werden, mich wichtig fühlen, etwas schaffen. Aber eigentlich bin ich mir nicht sicher, ob ich das schon kann oder dies jemals mit voller Kraft möglich sein wird.

Wäre die Firma damit einverstanden, wenn ich mehrmals täglich Pausen einlege? Denn länger als fünfundvierzig Minuten ist es mir nicht möglich an meinem Computer zu arbeiten. Auch kann ich der Firma nicht zusichern, mich nicht mehrmals monatlich krank zu melden. Es gibt ferner Tage, an denen ich mich so erschöpft fühle, dass Liegepausen unumgänglich sind.

Albträume verfolgen mich.

Mein Unterbewusstsein will mir klarmachen, dass ein Wiedereintritt ins Berufsleben in meinem Zustand keine gute Idee ist. Ich bin ja der gleichen Meinung wie mein Unterbewusstsein, aber wie soll ich aus diesem Dilemma herauskommen?

Bei einem längeren Gespräch mit der Geschäftsleitung stellt sich heraus, dass die Firma in einer ähnlichen Zwickmühle steckt. Meinen Arbeitsplatz möchten sie mir zwar gern wieder zur Verfügung stellen, nur gibt es mittlerweile Ersatz für mich. Die neue Mitarbeiterin hat sich gut in mein Aufgabengebiet eingearbeitet. Sie ist sehr belastungsfähig und verlässlich. Selbstverständlich wird dies auch von mir erwartet. Aber genau das kann ich beim besten Willen nicht mehr zusichern. Es wird fraglos zu weiteren Fehlzeiten meinerseits kommen und eigentlich wollte ich darum bitten, meinen Arbeitsplatz so stressfrei wie möglich zu gestalten. Während des Gespräches fragt man sich auch, warum ich nicht längst Erwerbsminderungsrente beantragt habe.

Na, weil ich vorhatte, wieder arbeiten zu gehen!

Nie im Traum wäre mir in den Sinn gekommen, mich mit der Beantragung einer Rente aus der Arbeitswelt hinauszuschießen. Ich bin viel zu jung. Steht mir denn die Welt nicht mehr offen? Habe ich meine Energie und den Tatendrang für den Rest meines Lebens verloren?

Es vergehen einige schlaflose Nächte und stundenlange Gespräche mit meinem Freund, bis ich endgültig einsehe, dass es das Beste für mich ist, Erwerbsminderungsrente zu beantragen.
Diverse Hürden stehen jetzt vor mir. Ich mag gar nicht daran denken, was mich alles erwartet. Vor allem werde ich den Rententräger von meiner Arbeitsunfähigkeit überzeugen müssen. Das wird schwer, ohne waschechten Befund. Ein Immunglobulin-Mangel ist ja keine „ordnungsgemäße" Krankheit. Es ist eben nur ein gesundheitlicher Makel, verursacht durch was auch immer.

Langsam gewöhne ich mich an den Gedanken, bald ein unnützer Teil der Gesellschaft zu sein. Bin ich das nicht längst? Was passiert mit mir, wenn die Rente nicht bewilligt wird? In welche Ecke der Gesellschaft gehöre ich dann? Steht mir noch ein Platz auf diesem Erdball zu? Oder sollte ich mir besser ein Grundstück auf dem Mond kaufen. Noch wäre es günstig zu erwerben.

Schneller, als mir lieb ist, trudeln zwei Briefe von zwei verschiedenen Gutachtern ein. Wollen die sich doppelt absichern „in meinem Fall"? Hätte *ein* Gutachter denn nicht gereicht?

Ich öffne die Briefe und staune. Ein Facharzt für Geriatrie und einer für Neurologie und Psychiatrie. Wieso schicken die mich zu einem Psychologen? Und was soll ich bei einem Arzt für Altersheilkunde? Ich gebe zu, die Krankheit hat mich um Jahre altern lassen, aber ich wusste nicht, dass man es mir schon anmerkt. Und ja, gelegentlich bin ich ziemlich frustriert wegen dieses unsäglichen Zustands, aber deswegen muss ich doch nicht gleich auf die Couch. Haben die sich mit der Adresse geirrt? Die können unmöglich mich meinen! Ich habe keine Probleme mit der Psyche. Meine Psyche und ich sind gute Freunde und das ist nie anders gewesen.

Ich fahre mit dem Auto in die Klinik für Geriatrie und zwänge mich in eine kleine Parklücke, direkt gegenüber vom Eingang. An diesem Tag geht es mir nicht besonders, so wie es sich gehört, wenn man einen Gutachter-Termin wahrnimmt. Daher bin ich froh, dass der Fußweg kurz ist. Am Empfang begrüßt mich eine nette Angestellte und bittet mich, in einer Warteecke Platz zu nehmen. Ich hoffe, dass das mit der Freundlichkeit so weitergeht. Was ich jetzt überhaupt nicht vertragen könnte, wäre ein missgelaunter Gutachter.

Wiederholt schaue ich auf die Uhr. Ich bin gute fünfzehn Minuten zu früh eingetroffen und auf eine kleine Wartezeit eingestellt. Aber als fünfundvierzig Minuten später weiterhin nichts passiert, entscheide ich mich, die junge Dame am Empfang nochmals auf mich aufmerksam zu machen.

„Ja, wir haben Sie nicht vergessen, keine Angst. Aber der Doktor hat noch zu tun. Er wird sicher gleich kommen."

Er hat also zu tun. Der Termin mit mir steht seit zwei Wochen fest und er hat fünfundvierzig Minuten später was anderes um die Ohren.

Das ist doch reine Schikane!

Weitere fünfundvierzig Minuten vergehen, bis mich ein großer rotblonder Mann, so um die vierzig, zu sich ruft. Ich bemühe mich bei der Begrüßung um ein leichtes Lächeln, aber er verzieht keine Miene.

Er platziert mich auf einen kleinen Stuhl, der einem kolossalen Schreibtisch gegenübersteht. Dort nimmt er in einem ebenso gewaltigen Bürosessel Platz. Dickbräsig lässt er sich in die Rückenlehne sinken und schmeißt seinen Kugelschreiber in hohem Bogen auf die Schreibtischplatte. Ich zucke mit den Augen, weil ich erst annehme, der Stift würde auf mich zufliegen. Ich scheine einem Verrückten gegenüberzusitzen.

Was denkt sich die Rentenkasse dabei, mich zu einem Irren zu schicken? Wollen die mein Ableben beschleunigen, um Geld zu sparen?

„Dann erzählen Sie doch mal, warum Sie sich für arbeitsunfähig halten?"

Die Formulierung seiner Frage sagt ja eigentlich alles aus:

Wieso verschwendest du meine Zeit? Ich glaube dir sowieso kein Wort. Die Anträge von Arbeitsverweigerern lehne ich grundsätzlich ab. Du kannst auch gleich gehen.

Ja, das sollte ich tun. Ich könnte Energie sparen, wenn ich diesem Drama sofort ein Ende setze und auf der Stelle den Raum verlasse. Der hat mich schon abgestempelt und weiß längst, dass er mir nicht glauben will.

Aber ich gehe nicht und versuche, über seine provokante Art hinwegzusehen. Ich beginne mit meiner mir langweiligen Krankengeschichte und werde abrupt von ihm unterbrochen. Er weist mich zurecht wie ein dummes Kind und meint, dass er das nicht hören wolle. Schließlich gebe ihm hierüber meine Krankenakte Auskunft. Er wolle nur von mir hören, warum ich meine, meinen Beruf nicht mehr ausüben zu können.

Donnerschlag, was hat dieser Mensch für ein anmaßendes Gehabe!

Ich könnte ihm jetzt vor Wut an die Gurgel springen. Aber ich will ja was von ihm. Nämlich diese verdammte Rente!

Ruhig beginne ich erneut. Ich erzähle ihm von meiner körperlichen Schwäche, die mich immerfort zur Ruhe zwingt, der Konzentrationsschwäche, dem Sausen in den Ohren und dem seltsamen Herzklopfen, dem zu hohen Ruhepuls, den schweren Armen und Beinen. Er notiert alles genau und stellt danach gezielte Fragen: Wie oft ich am Tag ruhen müsse, wie lange diese Pausen nötig seien. Was ich jetzt so tue, seitdem ich nicht mehr arbeite. Welches meine Hobbys seien.

Mannomann, was für Fangfragen! Glaubt der echt, ich fall darauf rein und weiß nicht, was er damit bezweckt?

Er fährt mit seiner Fragerei fort und wehe, ich antworte nicht exakt darauf. Das geht hier schlimmer zu als beim Militär. Nach dem Frage- und Antwort-Spielchen setzen wir in den angrenzenden Untersuchungsraum über.

Ich möchte zu gern wissen, was der untersuchen will. Die letzten 1 ½ Jahre haben die Ärzte mich mehr untersucht als mein gesamtes Leben zuvor. Reinste Zeitverschwendung.

Ich muss doch wirklich auf Zehenspitzen vor ihm herlaufen. Wie albern! Mein Zeigefinger soll dabei meine Nasenspitze suchen. Warum sollte er sie auch nicht finden? Sie sitzt dort seit vierunddreißig Jahren und ich kenne meine Nasenspitze genau. Dann misst er meinen Blutdruck, als würde er daran meine Schwäche erkennen, und nimmt mir einen Liter Blut ab. Wahrscheinlich gibt es kaum mehr ein Labor in Deutschland, das mein Blut noch nicht unterm Mikroskop hatte.

Auf einmal faselt der General im Arztkostüm was von einem Belastungstest. Ich schaue ihn erstarrt an und überlege, wie ich ihm klarmachen kann, dass Belastung meinen Tod bedeuten kann. Sicher ist ihm nicht klar, dass er gerade zu meinem Henker geworden ist.

Wir gehen in den Keller, wo einige Fitnessgeräte aufgebaut stehen. Er gibt mir ein Gewicht in die Hand in Form einer Hantel und erteilt mir den Auftrag, diese auf- und abzuheben. Also tue ich das. Ist ja auch egal, wann ich sterbe. Irgendwann sterben wir alle mal – ich halt jetzt.

Es dauert nicht lange und mein Puls rast in den kritischen Bereich. Ich höre ein Pfeifen in den Ohren und maßlose Erschöpfung durchströmt mich. Meine Beine beginnen zu zittern.

„Ich kann nicht mehr!", rufe ich.

„Ja, nur noch einen Augenblick. Ich möchte ihren Puls dabei messen."

Er hat mir eine Blutdruckmanschette umgelegt und pumpt sie wie ein Geisteskranker auf. Mein Arm droht zu zerplatzen. Dann tanzen kleine Sterne vor meinen Augen.

Oh ... und wo ist die Milchstraße?

Als ich ihn erneut eindringlich darum bitte, aufhören zu dürfen, und er wiederholt ignoriert, dass ich dem Tode geweiht bin, lasse ich das Gewicht einfach fallen. Ein Stuhl neben mir wird zu meinem Rettungsanker, denn die Situation verlangt augenblicklich eine Sitzgelegenheit. Eine Sekunde länger und er hätte mich vom Boden auflesen können. Sein Gesicht verdüstert sich und gibt beträchtlichen Groll zu erkennen. Nun konnte er seine Messungen nicht zu Ende führen und ich habe mir erlaubt, mich seinen Befehlen zu widersetzen. Muss ich jetzt vors Kriegsgericht? Er verabschiedet sich schroff und lässt mich zurück, ohne sich nach mir zu erkundigen. Das finde ich fahrlässig, denn ich habe das Gefühl, dass ich einem Herzinfarkt nahe bin. Ich habe Schmerzen in der Brust und Herzrasen, die einfach kein Ende nehmen wollen. In einer Ecke des Raumes steht eine Liege, auf die ich mich erschöpft lege. Eine Weile liege ich nur so auf dem Rücken, betrachte die Decke und hoffe, bald wieder zu mir zu finden. Nach einer guten halben Stunde trete ich den Heimweg an. Gott sei Dank bekomme ich nach dieser Sache keinen Rückfall, aber Mordgedanken, die ich nur schwerlich aus dem Kopf bekomme. Der Nachmittag bei diesem Schlächter war die reinste Folter.

Eine Woche später habe ich den Termin beim Psychologen. Wir sind allein in seiner Praxis, die Ähnlichkeit mit einem Wohnzimmer hat. Ich fühle mich fehl am Platz, als wir uns auf zwei wackeligen Drahtstühlen gegenübersitzen. Er beginnt, seine Fragen zu formulieren – langsam und konzentriert. Mit dem Bleistift zieht er Kreise auf dem schutzlosen Blatt Papier, das in einem Klemmbrett vor ihm auf dem Schoß liegt. Warum verhalten sich Psychologen anders als „normale" Menschen? Ich habe das Gefühl, ihn therapieren zu müssen. Er wirkt so … zerbrechlich. Oder ist es der Stuhl, auf dem er sitzt. Ich versuche so „normal" wie möglich zu wirken. Auf keinen Fall soll er den Eindruck gewinnen, ich hätte was am Kopf. Aber dann passiert es: Wir kommen auf meine Kindheit zu sprechen. Seelenklempner sind darauf geeicht, in der Kindheit ihrer Patienten rumzustochern. Ist doch klar, dass da bei jedem was zu finden ist.

Ich rede um den heißen Brei und will mich nicht auf meine Kindheit festnageln lassen. Denn ich sitze hier nur, weil mich der Rententräger zu diesem Termin verdonnert hat. Kopfmäßig bin ich okay, okay? Wenn ich da ein Problem hätte, dann wüsste ich das. Meine Erkrankung ist nun mal organisch und nicht psychisch. Darum bin ich hier vollkommen falsch. Kann ich jetzt gehen oder muss ich weiterhin diese tiefgründigen Fragen beantworten? Das führt zu nix. Wie kann ich das diesem grazilen, elfenartigen Wesen vor mir klarmachen?

Zur „Leibesvisitation" wechseln wir in das sogenannte Untersuchungszimmer, das aussieht wie eine Küche. Ich versuche, darüber hinwegzusehen. Als er dann mit dem Hämmerchen auf meinem Knie herumklopft, stelle ich mir die durchaus berechtigte Frage, wo der Sinn dieser seltsamen Übung liegt. Könnte es sein, dass sich das Zentrum allen Seins in diesem Körperteil versteckt hält?

Wieder einmal soll ich auf Zehenspitzen herumtippeln und meine Nasenspitze mit dem Zeigefinger aufspüren. Ich sollte zum FBI gehen und meine Ermittlungstätigkeiten über die Nase hinaus ausbauen. Vielleicht bin ich im Auffinden von Geheiminformationen genauso talentiert wie in der Nasenangelegenheit.

Er gibt mir die Anweisung, mich von der Liege zu erheben und im Zimmer auf und ab zu gehen. Gut, von mir aus. Allerdings wüsste ich zu gern, was dieser ganze Quatsch soll.

Ich erhebe mich von der Liege und hüpfe quasi wie ein Flummi herunter. Verwundert sieht er mich an.

„Ich denke, Sie sind so schwach. Warum können Sie sich denn so schwungvoll von der Liege erheben?"

Wieso sollte ich das nicht können? Ich bin doch nicht gelähmt!

„Die Schwäche wirkt sich nicht auf meine Bewegungen aus", gebe ich ihm zur Antwort. Aber sofort ist mir klar, dass ich nun verloren habe. Die „Seelen-Koryphäe" wird mir genauso wenig glauben wie der erste tyrannische Gutachter.

Kapitel 13

Ich habe mir vorgenommen, meine Herz-rhythmusstörungen untersuchen zu lassen, und einen Termin bei meinem Internisten gemacht. Eigentlich kann da nichts sein. Denn im Krankenhaus wurde mein Herz unter die Lupe genommen. Bei der Echokardiographie kam nichts heraus, deshalb waren sich die Ärzte einig, dass mein Herz in Ordnung sei. Es gab also keinen weiteren Anlass zur Beunruhigung. Aber nun möchte ich den Herzrhythmusstörungen mal näher auf den Grund gehen.

Ich sitze im Warteraum der Praxis und hoffe, aufgerufen zu werden. Nach einer Stunde höre ich endlich meinen Namen durch die Sprechanlage schallen. Mein neuer „Lieblingsarzt", der bisher immer mit den richtigen Diagnosen und viel Verständnis glänzte, steht auf der Türschwelle und reicht mir zur Begrüßung die Hand.

Ich setze mich vertrauensvoll auf den mir angebotenen Stuhl und erzähle im Telegrammstil die wichtigsten Ereignisse meiner Krankengeschichte. Mir fehlt allerdings die Lust, auf alles genauer einzugehen. Das würde nach so langer

Zeit der Erkrankung auch zu lange dauern, daher komme ich schnell auf den Punkt. Bestürzt schaut er zu mir herüber und ich kann die Betroffenheit in seinem Blick nicht begreifen. Er fragt mich, ob ich denn schwer tragen könne.

„Nein", antworte ich verblüfft. „Schon gar nicht über längere Zeit."

Emsig tippt er alles in seinen Computer ein. Dann fragt er, wie es denn mit Treppensteigen aussehe und ob ich dabei ebenfalls Probleme habe.

„Meine Güte, ja! Wie kommen Sie nur auf diese Fragen? Die hat mir noch niemand gestellt. Und es hat sich bisher auch keiner was dabei gedacht, wenn ich das erzählt habe."

„Warum haben Sie Ihr Herz denn nicht früher überprüfen lassen? Sie sagten, Ihre Erkrankung begann vor fast zwei Jahren?"

„Aber das hatte ich doch! Damals im Krankenhaus wurde eine Echokardiographie durchgeführt. Die Ärzte haben dabei nichts Auffälliges festgestellt. Mein Herz sei gesund, sagte man mir."

Es bilden sich tiefe Sorgenfalten auf der Stirn meines „Lieblingsarztes" und ich spüre einen dicken Kloß im Hals anwachsen. Ich kratze mich nervös am Kopf und sehe ihn erwartungsvoll an. Er grübelt eine Weile vor sich hin. Es kommt mir vor wie eine Ewigkeit, bis er das Wort wieder an mich richtet.

„Ich werde Ihnen eine Überweisung für einen Kardiologen ausstellen. Man sollte dringend überprüfen, ob Sie nicht an einer chronischen Myokarditis erkrankt sind."

„Aber … aber was ist das denn?"

„Das ist eine Herzmuskelentzündung."

Ich will mir nicht anmerken lassen, dass ich nach dieser Bemerkung unter Schock stehe. Das kann nicht möglich sein. Mir wurde klipp und klar gesagt, dass alles prima sei. Da hatte ich mich drauf verlassen. Man kann ja nicht alles anzweifeln, was einem die Ärzte sagen. Wenn mir ein Medizinmann mit absoluter Überzeugung versichert, dass es keinen Grund zur Sorge gibt, dann glaube ich das. Was bleibt mir auch anderes übrig? Hab ich etwa Medizin studiert? Hätte ich nur keinen kaufmännischen Beruf erlernt, dann wäre mir längst klar gewesen, dass man diesen Kurpfuschern nicht trauen kann.

Sichtlich verwirrt nehme ich die Überweisung entgegen, bedanke mich und verlasse mit hängenden Schultern die Praxis. Zu Hause angekommen, setze ich mich an den Computer und starte eine Verbindung ins Internet. Ich muss wissen, was eine Myokarditis ist und was das für mich bedeuten könnte.

Als ich die Symptome lese, die durch eine Myokarditis verursacht werden, fühle ich mich in allen Punkten angesprochen. Die Rede ist von Schwäche, Müdigkeit, Abgeschlagenheit und

Gliederschmerzen, Herzrasen, Herzklopfen sowie Engegefühl im Brustraum. Der Verlauf dieser Erkrankung ist sehr unterschiedlich. Sie kann unbemerkt verlaufen oder grippeartige Erscheinungen hervorrufen bis hin zu Herzrhythmusstörungen, Herzversagen und Tod.

Ich lebe noch! Puh!

Das sind exakt meine Symptome. Fassungslos lasse ich mich auf meinem Stuhl zurücksinken. Wie angewurzelt starre ich immerzu auf den Bildschirm und lese mir alles mehrmals durch. Dann steigt Wut in mir auf. Warum in Gottes Namen haben diese unfähigen Ärzte im Krankenhaus das nicht entdeckt? Wo haben die studiert, auf der Bahnhofstoilette? Ich fasse es nicht!

Da stehen die meisten meiner Symptome aufgelistet.

Ich lese, dass eine Myokarditis ausheilen, aber auch chronisch werden kann. Eine chronische Myokarditis führt zu Herzschwäche (Herzinsuffizienz). Gefürchtet ist eine Chronifizierung der Entzündung, die in einer sogenannten Herzvergrößerung mit eingeschränkter Pumpfunktion münden kann. Dann verschlechtert sich die Prognose beträchtlich. Die 10-Jahres-Überlebensrate beträgt hier lediglich 30%, das heißt, 70% der Patienten sind nach 10 Jahren verstorben.

Ich rechne mal schnell, wie viel Zeit mir noch bleibt. Ängste wachsen in mir an, denn mir ist auf der Stelle klar, dass ich genau das habe. Die Wahrscheinlichkeit, dass ich nicht unbedingt zu denen gehören muss, bei denen es zu einer Herzvergrößerung mit eingeschränkter Pumpfunktion kommt, nimmt mir die Last der anwachsenden Ängste nicht.

Neunzehn Monate bin ich jetzt krank. Dann bleiben mir noch 8 Jahre und 5 Monate. Ich muss sofort überlegen, wie ich den Rest meines Lebens sinnvoll nutze.

Ein direkter Beweis einer Myokarditis ist nur über eine Myokardbiopsie möglich, also eine Gewebsprobeentnahme vom Herzen. Manchmal ist eine Entzündung mit den herkömmlichen Untersuchungsmethoden nicht sichtbar zu machen. Das könnte bedeuten, dass die Echokardiographie bei mir nicht aussagekräftig genug ist. Ich muss den Kardiologen davon überzeugen, in meinem Fall eine Biopsie zu veranlassen.

Ich weiß nicht, warum ich mir so sicher bin. Aber die letzten Monate hatte ich mich über Dutzende von Krankheiten informiert, die eine ähnliche Symptomatik nach sich ziehen, aber bei keiner anderen gibt es derartig viele Übereinstimmungen. Ich spüre es genau: Ich habe eine Herzmuskelentzündung!

Ich sitze dem schönen, braun gebrannten Kardiologen gegenüber und warte darauf, dass er sich zu meinen Ausführungen über meinen Krankheitsverlauf äußert. Natürlich habe ich ihm meine Vermutung, an einer Herzmuskelentzündung erkrankt zu sein, ohne Umschweife mitgeteilt. Ich glaube, ich erwähnte es drei bis vier Mal. Womöglich drei bis vier Mal zu viel. Als er die Echokardiographie-Ergebnisse des Krankenhauses überfliegt, entgegnet er, dass dies eigentlich kaum vorstellbar sei, denn mein Herz sei bei diesen Untersuchungen ganz und gar unauffällig gewesen. Ich spiele nervös mit den Fingern und rutsche auf meinem Stuhl hin und her. Kurzzeitig bin ich geneigt, ihn zu unterbrechen, aber das mögen Ärzte nicht gern. Aber da er nicht bereit ist, das Wort abzugeben, tue ich es doch.

„Ich habe aber gelesen, dass eine Herzmuskelentzündung nicht immer mit der Echokardiographie nachweisbar ist. Es wäre durchaus möglich, dass das bei mir der Fall ist."

„Diese Fälle sind aber sehr selten", entgegnet mir „Dr. Höhensonne". „Wir werden das bei Ihnen genauer überprüfen, aber wahrscheinlich machen Sie sich einfach zu viele Sorgen."

Mal wieder fühle ich mich nicht ernst genommen.

Hochnäsiger, selbstgefälliger Doofmann!

Als wenig später die Echokardiographie nicht das Geringste aufdeckt, außer der Tatsache, dass mein Herz zu schnell pumpt, lässt er mich wie einen verblödeten Simulanten dastehen.

„Also, da ist wirklich alles in Ordnung. Glauben Sie mir, Sie haben keine Herzmuskelentzündung."

Wie kann dieser Quacksalber da jetzt schon sicher sein? Das Belastungs-EKG habe ich immerhin noch vor mir und mit einem Langzeit-EKG-Gerät soll ich auch verkabelt werden. Er sollte erst alle Ergebnisse abwarten, bevor er so großspurig den Besserwisser raushängen lässt.

Beim Belastungs-EKG hechle ich pausenlos und meine Zunge hängt mir bis zu den Knien. Mein Herz scheint aus dem Brustkorb springen zu wollen und ich habe das Gefühl, jeden Augenblick einen Herzstillstand zu erleiden. Wahrscheinlich liege ich mit dieser Vermutung nicht so falsch, denn die „EKG-Aufseherin" bricht das Ganze mittendrin ab. Ich bin ihr mehr als dankbar, denn ich will ebenfalls gerade zum Ende kommen.

Immer noch ganz aus der Puste verlasse ich die Praxis.

Kapitel 14

Zwei Wochen später sitze ich „Dr. Höhensonne" wieder gegenüber.

„Die Echokardiographie hat keine Auffälligkeiten gezeigt. Die Blutuntersuchungen ebenso nicht."

Ich könnte schwören, Genugtuung in seinem Blick zu erkennen.

„Beim Belastungs-EKG war ihr Puls lediglich zu hoch, aber das muss gar nichts heißen."

Nein, natürlich nicht. Zwar sind mir meine Pulsadern auf dem Trimm-Dich-Rad fast zerplatzt, aber wen interessiert das schon!?

Ich überlege, ob ich nur protestiere oder ob ich vom Stuhl springe und mit meinen Fäusten ein schickes Muster in sein Gesicht graviere.

„Das sehe ich anders", sage ich und habe mich offenbar für den Protest entschieden. „Vor meiner Erkrankung gab es keine derartigen Auffälligkeiten meines Herzens. Ich habe regelmäßig Sport getrieben und mein Herz dadurch konditioniert. Warum also sollte sich die Geschwindigkeit meines Pulses so auffällig verändern?"

Keine Reaktion auf diese Bemerkung. Er spricht einfach weiter, als hätte ich nichts gesagt. Ich hätte mich für die Fäuste entscheiden sollen.

„Beim Langzeit-EKG haben sich ein paar Arrhythmien gezeigt und einmal kam es zu einem leichten Aussetzer, aber nichts, was sie weiter beunruhigen sollte."

„Ich finde das aber beunruhigend. Denn so etwas hatte ich früher niemals. Das kann nicht normal sein!"

„Es ist jedenfalls nichts, was therapiebedürftig wäre."

Was für ein Kotzbrocken! Ich bin therapiebedürftig! Darum bin ich ja hier! Der will mich nicht ernst nehmen und es nicht mal in Erwägung ziehen, dass ich an einer Herzmuskelentzündung leide. Warum verdammt noch mal sperrt der sich so dagegen?

„Es ist aber nicht ausgeschlossen, dass sich eine Herzentzündung im ‚Echo' nicht zu erkennen gibt. Man sollte eine Herzbiopsie wenigstens in Betracht ziehen", sage ich und ihm wird klar, dass mich sein Gelaber nicht überzeugt.

Jetzt bemerke ich ein gewisses Maß an Gereiztheit an ihm.

„Glauben Sie mir, Sie haben keine Herzmuskelentzündung. Beschäftigen Sie sich nicht so viel mit Ihrer Krankheit, dann werden Sie sicher von allein gesund. Warum wollen Sie das überhaupt so genau wissen? Sollten Sie an einer Myokarditis erkrankt sein, was ich nicht glaube, könnte man da ohnehin nichts mehr machen."

Hugh, „Dr. Höhensonne" hat gesprochen! Heißt im Klartext: Hör jetzt auf zu nerven und hau endlich ab! Dieser selbstverliebte Klugscheißer wird noch von mir hören! Ich verlasse die Praxis und verübe gedanklich bestialische Morde an ihm. Ein Mord ist nicht genug!

Soll es das jetzt gewesen sein? Hat er Recht und ich übertreibe? Womöglich wäre es vernünftiger, ihm zu glauben.

Gibt es wirklich keine Chance auf Heilung bei einer chronischen Myokarditis? Dann kann es ja egal sein, ob ich an CFS oder einer chronischen Herzmuskelentzündung erkrankt bin. Was macht das für einen Unterschied? Gleiche Symptomatik – ohne Heilungschance.

Ich sollte es akzeptieren. Alles, was ich tun kann, habe ich getan. Ich habe eintausendundein Ärzte aufgesucht, Nahrungsergänzungen geschluckt, zuckerlos gegessen, eine Wunderheilerin aufgesucht, literweise Infusionen in mich hineinlaufen lassen. Ich bin „am Ende". Es geht nicht mehr weiter. Nicht immer kommt man ans Ziel.

Nun bin ich voller Frust und missgestimmter Gedanken. Meine unerschütterliche Hoffnung ebnete mir bisweilen den Weg zu weiteren regelmäßigen Nachforschungen. „Niemals aufgeben", war mein Leitspruch. Nun scheint meine Suche erfolglos beendet. Wenn ich mich so irren kann, dann darf ich sie nicht mehr fortführen. Anscheinend war alles ein großer Irrtum und unter diesen Umständen könnten weitere Nachforschungen nach den Ursachen meiner Erkrankung immerzu in eine falsche Richtung führen. Die Gefahr ist zu groß, dass ich mich verrenne. Es ist sicher für mein neurologisches Gleichgewicht das Beste, aufzugeben und diesen Zustand anzunehmen.

Aber ich hätte schwören können, dass …

Die nächsten Wochen bin ich ziellos. Ein Gefühl der Leere breitet sich in mir aus. Bin ich sonst immer auf der Suche nach ungeahnten Möglichkeiten, am Nachlesen und Ausprobieren, in der Hoffnung es brächte die ersehnte Hilfe, ist es jetzt still um mich geworden. Ich habe alles auf Eis gelegt. Keine Fachliteratur mehr über CFS und ähnliche Erkrankungen, das Internet wird nur noch zum Abrufen der E-Mails genutzt. Ruhe. Stille.

Zwischendurch heirate ich meinen Freund, der so verrückt war, einer Dauererkrankten einen Heiratsantrag zu machen. Ich finde das sehr mutig von ihm, denn wer will schon ein langweiliges Leben mit einer bewegungsunfähigen, befundlosen Kranken führen? Möglicherweise habe ich ein paar Qualitäten, von denen ich nichts weiß, die seine fatale Entscheidung rechtfertigen.

Der Gedanke, von einer chronischen Myokarditis befallen zu sein, lässt mich trotzdem keine Minute mehr los. Alles weist meiner Ansicht nach in diese Richtung. Aber das Gespräch mit „Dr. Höhensonne" hat mich in eine tiefe Verunsicherung gestürzt. Dennoch grüble ich viel und stelle fest, dass das chronische Erschöpfungssyndrom erstaunlich viele Gemeinsamkeiten mit einer chronischen Myokarditis zu haben scheint.

Wenn ich nun falsch liege und CFS der wahre Übeltäter ist? Es liegt auf der Hand, dass beide Erkrankungen meistens nach einem fiebrigen Infekt ihren Anfang nehmen. Es folgt in der Regel eine starke körperliche Schwäche. Das trifft auf CFS genauso wie auf die chronische Herzmuskelentzündung zu. Das sind doch bemerkenswerte Parallelen.

Meine Pumpe scheint prima zu funktionieren, zumindest laut der Echokardiographie. Das könnte zweierlei bedeuten: Entweder ich bin ein hoffnungsloser Fall und wahnwitziger Dramatiker oder aber ich habe Recht und da ist was im Busche. Ich kann jetzt die bequemere Variante wählen und alles so hinnehmen, wie es mir „Dr. Höhensonne" weismachen will, oder aber ich gehe der ganzen Sache tiefer auf den Grund.

Ich sollte nicht einfach so aufgeben. Denn eines ist unstreitig: Eine Myokarditis kann zweifelsfrei nur über eine Biopsie, also eine Gewebsprobentnahme vom Herzen, aufgedeckt werden.

Die Untersuchungsmethoden von „Dr. Höhensonne" sind nicht aussagekräftig genug. Solange keine Biopsie gemacht wird, kann ich keine Ruhe finden. All die Zeit kämpfe ich darum zu wissen, woran ich erkrankt bin. Ich kann jetzt unmöglich aufgeben.

Wild entschlossen sage ich meiner Krankheit erneut den Kampf an.

Ich bin wieder da!

Bald danach stoße ich auf diese Klinik. Dort forscht man nach den Ursachen einer Herzmuskelentzündung.

Ich nehme mir vor, in der Klinik anzurufen. Noch am gleichen Tag wähle ich die angegebene Nummer. Ich bin mir nicht im Klaren, was ich sagen werde. Soll ich gleich erzählen, dass ich vermute, an einer Myokarditis erkrankt zu sein? Nicht, dass ich wieder nicht ernst genommen werde.

Ich höre eine weibliche Stimme.

„Gibt es bei Ihnen die Möglichkeit eines ambulanten Termins?", höre ich mich fragen.

„Ja, sicher. Dafür brauchen Sie aber einen Überweisungsschein. Und wir sind lediglich eine kardiologische Abteilung."

„Ja, genau darum möchte ich ja zu Ihnen."

„Was haben Sie denn für ein Problem?"

„Ich glaube, an einer chronischen Herzmuskelentzündung erkrankt zu sein."

„Na, dann sind Sie bei uns genau richtig."

Jawoll, das sehe ich auch so …

Kapitel 15

Das Klinikum macht einen unmodernen Eindruck. Der Charme der Siebzigerjahre, wohin das Auge sieht. Hoffentlich ist die Klinikausstattung nicht ebenso alt wie das Gebäude. Ich melde mich am Empfang und bekomme eine Akte in die Hand gedrückt. Noch ist das Ding leer, aber nicht mehr lange.

Damit stolziere ich zu den Aufzügen und fahre in die vierte Etage. Dort angekommen, melde ich mich erneut an und übergebe meine leere Akte. Einige Zeit später holt mich ein langer, blonder Arzt ab, besprenkelt mit einem Haufen Sommersprossen, und führt mich in sein Sprechzimmer. Es ist nicht so rumpelkammerartig wie das in der anderen Klinik – immerhin gibt es hier ein Fenster –, aber überzeugend wirkt auch dieser Raum nicht. Es ist ein schlauchartiges Zimmer mit vielen Regalen, die einen förmlich erschlagen. „Sprossi" trägt aber einen Kittel. Ob dieser allerdings seine Kompetenz beweist, wird sich noch zeigen.

Ich drücke ihm meine Unterlagen in die Hand, unter anderem eine Kopie des Arztbriefes von „Dr. Höhensonne". Er fragt mich, was denn mein Problem sei.

Das fragen alle Ärzte. Können die nicht mal was anderes fragen?

Ich erzähle ihm, ich sei übers Internet auf die Klinik gestoßen.

„Wissen Sie, ich habe bereits einen Kardiologen in Hamburg aufgesucht. Der meinte aber am Ende seiner Untersuchungen, es gäbe keine Anhaltspunkte für eine chronische Myokarditis. Anfänglich akzeptierte ich seine Diagnose widerwillig. Was blieb mir auch anderes übrig. Aber aufgrund meiner Herzbeschwerden und dem offensichtlichen Verlauf der Erkrankung werde ich diesen Verdacht nicht los, doch an einer chronischen Herzentzündung erkrankt zu sein."

„Dann beschreiben Sie mir mal, wie alles begann und wie es Ihnen heute geht."

So darf ich wieder meine gesamte, mir so langweilig erscheinende Geschichte erzählen, die ich Wort für Wort so ausgezeichnet beherrsche. Die Fragen, die er mir daraufhin stellt, erscheinen mir recht speziell. Zum Beispiel fragt er mich, wie viele Treppen oder Treppenabsätze ich denn in der Lage sei zu erklimmen. Wie viel Gewicht ich noch heben könne. Was ich an Hausarbeit in der Lage sei zu schaffen und wie oft ich dabei pausieren müsse. Ob ich sehr kurzatmig sei und welchen Ruhepuls ich zuletzt gemessen habe.

Bei diesen gezielten Fragen merkt man sofort, dass das sein Spezial-Gebiet ist.

Über eine Stunde sitzen wir zusammen. Ich fühle mich gut aufgehoben. Meine ihm beschriebenen Beschwerden lassen für ihn kaum Zweifel aufkommen.

„Es sieht ganz nach einer Herzentzündung aus. Vieles spricht dafür. Auch die Arrhythmien, die beim Langzeit-EKG aufgefallen sind, Ihr zu schneller Puls, die Schwäche und Ihre Kurzatmigkeit, alles weist in diese Richtung. Ihre verschiedenen anderen Symptome, wie das beschriebene Ohrensausen oder die Konzentrationsschwäche und Schwächezustände bei Arbeiten am Computer oder Ähnlichem ist zwar eine uncharakteristische Beschwerdesymptomatik, allerdings gehen wir heute davon aus, dass es sich bei der chronisch-viral induzierten Myokarditis um ein systemisches Krankheitsbild handelt. Das heißt, es muss nicht nur das Herz, sondern es können auch verschiedene andere Organe befallen sein und zu diesem Gesamtbild der Beschwerdesymptomatik führen."

„Heißt das jetzt, dass ein Virus dafür verantwortlich sein kann und der nicht nur im Herzen sein Unwesen treibt, sondern auch an anderen Stellen?"

„Das ist korrekt. Auch wissen wir heute noch nicht genau, ob es sich dabei um eine erworbene Viruserkrankung handelt oder ob durch ein geschwächtes Immunsystem schlummernde Viren im Körper reaktiviert werden. Alles wäre möglich. Es könnte auch sein, dass das ‚Chronische

Erschöpfungssyndrom' – haben Sie davon schon gehört? – in Wirklichkeit die Beschwerdesymptomatik einer chronischen Herzmuskelentzündung ist. Also das es sich bei CFS entweder um eine chronische Myokarditis handelt oder aber zumindest einige Patienten denken, sie seien an CFS erkrankt, tatsächlich aber an einer systemisch chronischen Herzentzündung leiden, die bis dahin unentdeckt blieb. Wir wissen heute nicht genau, aus welchem Grund es zu einem Übergreifen der Viren auf Herz oder andere Organe kommt. Mit Sicherheit ist dafür ein angegriffenes Immunsystem verantwortlich."

Ich bin erstaunt, dass er das „Chronische Erschöpfungssyndrom" kennt. Und noch überraschter bin ich, dass er beide Krankheiten miteinander in Verbindung bringt.

Er kritzelt ein paar wichtige Worte auf sein Papier und fährt fort.

„Eine sichere Diagnostik der myokardialen Beteiligung kann aber nur aus der Myokardbiopsie gestellt werden."

„Ja, das weiß ich. Darum bin ich auch hier. Mein Kardiologe war gegen eine Biopsie."

„Ja, das Problem kennen wir. Meistens stimmen die Kardiologen nur bei Patienten mit einer offensichtlichen Störung der Pumpfunktion einer Herzkatheder-Untersuchung zu. Aber in solchen Fällen ist das Herz schon geschädigt. Patienten mit guter Pumpleistung haben noch ein gut arbeitendes Herz. Wenn man die Entzündung in diesen Stadium entdeckt, sind die Heilungschancen wesentlich größer."

„Aber warum ist das so?"

„Die Forschung auf diesem Gebiet steckt in den Kinderschuhen. Die Ärzte müssen lernen umzudenken. Nicht nur Patienten mit schlechter Pumpleistung sollten die Chance auf eine Herzkatheder-Untersuchung bekommen. Sondern alle, bei denen eine Myokarditis wahrscheinlich ist. Das Risiko einer solchen Untersuchung ist in den richtigen Kliniken mit dem entsprechenden Fachpersonal relativ gering."

„Sie sprechen von Heilungschancen. Wie groß sind die denn?"

„Wir hatten in einigen Studien mit dem Mittel ‚Interferon' gute Erfolge erzielt. Es handelt sich hier um eine antivirale Therapie, die allerdings nur im Rahmen von Studien verabreicht werden kann. Dies setzt jedoch eine eingeschränkte linksventrikuläre Pumpfunktion als Einschlusskriterium voraus. Die Krankenkassen zahlen diese Therapie leider nicht und bei einer guten Pumpfunktion, wie bei Ihnen, besteht keine Therapiemöglichkeit."

„Das ist ja großartig. Da muss das Herz erst ruiniert sein, damit man eine Chance auf Behandlung erhält. Bloß dann ist eine vollständige Heilung nicht mehr möglich. Solange Heilung denkbar wäre, nämlich bei guter Pumpfunktion, gibt's keine Medizin. Also ist die Chance einer hundertprozentigen Genesung immer gleich null."

„Sie könnten, wenn es soweit ist, auch einen Antrag auf Kostenerstattung stellen. Die Kassen entscheiden von Fall zu Fall individuell. Oder aber Sie zahlen die Behandlung selbst, wenn Sie es können."

„Was kostet denn diese Therapie?"

„Sie dauert ungefähr ein halbes Jahr und kostet pro Infusion 700-800 Euro, welche alle 3-4 Wochen verabreicht wird."

War ja klar, dass sich da wieder ein Pferdefuß zeigt.

„Sie sollten sich in aller Ruhe überlegen, ob Sie eine Biopsie wirklich wollen. Trotz allem ist es ja nicht völlig ohne Risiko."

„Das habe ich mir schon überlegt. Ich will endlich wissen, was mit mir los ist. Ja, ich möchte die Biopsie."

„Also gut."

Wir vereinbaren, dass ich mich jederzeit telefonisch an ihn wenden darf. „Sprossi" ist wirklich vom Fach und sehr vertrauenerweckend.

Ich kann nicht gerade behaupten, dass ich diesen Termin herbeisehne, denn ich habe gewaltigen Respekt davor, mir einen Katheder durch meine zarte Arterie zu meinem wertvollen Herzen bohren zu lassen. Ganz ungefährlich wird der Eingriff nicht werden, dessen bin ich mir bewusst. Aber ich will Gewissheit.

Ich erhoffe mir eine Diagnose. Einen Befund!

Lange genug bin ich im Dunkeln getappt. Zu lange. Nein, ich wünsche mir keine Herzmuskelentzündung, aber wenn ich sie habe, möchte ich es wissen. Das ist alles.

Jetzt habe ich nur ein bisschen Bammel davor, dass man die Entzündung – sollte in meinem Herzen eine wüten – nicht aufdeckt. Ich habe mir sagen lassen, dass die Entzündungszellen nicht gleichmäßig auf dem Herzmuskel verteilt sitzen. Es könnte also passieren, dass Proben entnommen werden, auf denen die Entzündung nicht nachweisbar ist. Warum sollte es auch einfach sein? Bisher war es das doch nie. Mitunter muss ich weiterhin ohne Diagnose klarkommen. Diese Tatsache darf ich nicht ignorieren.

Die Rentenversicherung bringt sich zwei Wochen später in Erinnerung. Ein dicker Brief liegt im Briefkasten und prangt mir entgegen.

Da hat man sich ja richtig Mühe mit der Absage gegeben. Eine knappe DIN A4 Seite hätte es auch getan. Zwei Blätter gleiten mir aus der Hand und segeln zu Boden. Ich sehe nur, dass es irgendwelche Berechnungen sind, und frage mich, was es da zu berechnen gibt. Es dauert einen Moment, bis der Groschen fällt, aber irgendwann verstehe ich es.

Die Rente ist durch!

Für einen Zeitraum von zwei Jahren. Ich lasse
mich aufs Sofa sinken und starre aufs Papier.

Danke!

Kapitel 16

Ich beziehe in der Klinik ein Dreibettzimmer zusammen mit zwei betagten Damen. Die ältere der beiden gesteht gleich zu Anfang ihr Schnarchproblem. Verdammt, ich habe meine Ohrenstöpsel zu Hause vergessen!

Die dritte im Bunde unseres netten Dreiergespannes redet gern. Ununterbrochen hat sie Anekdoten aus ihrem Leben zu berichten. Es gibt kein Thema, zu dem sie nicht eine Geschichte weiß, und kein Gespräch, an dem sie sich nicht rege beteiligt. „Oma Schnarch" und ich versuchen oft vergebens, mal einen Satz zu Ende zu bringen. Aber „Schwafel-Liese" schafft es immer wieder, das Wort an sich zu reißen. Ob sie auch im Schlaf redet?

Bald macht sich Langeweile in mir breit. Meine Ohren sind angeschwollen vom Zuhören und ich gebe es auf, mir das Gähnen zu unterdrücken. Ich hoffe nicht, dass das volle drei Tage so geht.

Der Stationsarzt teilt mir mit, dass man vorhabe, eine Linksherz- und Rechtsherzkatheder-Untersuchung an mir vorzunehmen.

„Aber … aber davon war nicht die Rede", sage ich verwirrt. „Ich bin lediglich für eine Biopsie hier. Von weiteren Eingriffen weiß ich nichts. Und das möchte ich auch nicht. Es erhöht nur das Risiko, dass was schiefgeht."

Der Arzt argumentiert herum und will mir einreden, dass das ungeheuer wichtig sei. Dann stellt er mich vor die Wahl. Angeblich würden sie das eine nicht machen, ohne zuvor das andere vollbracht zu haben.

Das nenne ich eine handfeste Erpressung!

Er gibt mir Zeit, darüber nachzudenken. Ich weiß, dass ich damit nicht einverstanden bin. Am liebsten würde ich wieder nach Hause fahren. Ich entscheide mich aber, alles über mich ergehen zu lassen. Ich hasse den Gedanken, eine Nacht länger bleiben zu müssen. Allerdings will ich auch nicht mehr ohne Diagnose sein.

In der ersten Nacht flammen ein paar unrühmliche Gedanken in mir auf. Wie entledigt man sich unauffällig eines schnarchenden Monsters? Ich könnte ihr Bett auf den Gang rollen. Sollen doch alle Zimmer in den Genuss dieser Akustik kommen. Oder aber ich drücke ihr unauffällig ein Kissen aufs Gesicht.

Leider müssen wir trotz unerträglicher Wärme auch noch das Fenster geschlossen halten. Draußen wimmelt es nur so vor stechwütigen Mücken. „Oma Schnarch" allerdings hätte jegliche Mücke, die sich versehentlich ins Zimmer verirrt hätte, erbarmungslos überschallt. Bei diesem Lärmpegel wird man aggressiv! Da wundert es mich nicht, dass sie hörgeschädigt ist. Vier Tage mit ihr in diesem Zimmer und ich bin es auch.

Tiefe Augenränder graben sich am folgenden Morgen in mein Gesicht. Kaum schlägt „Schwafel-Liese" die Augen auf, steht ihr Mund nicht mehr still. Um neun Uhr wird sie mit ihrem Bett aus dem Zimmer geschoben. Ich will die Zeit nutzen und ein Nickerchen halten. Leider lässt es meine Nervosität nicht zu. Hinzu kommt, dass es in unserem Zimmer zugeht wie im Taubenschlag. Entweder kommt ein Arzt, ein Pfleger oder die Putzfrau vorbei. Mein Termin ist erst um 13 Uhr. Bis dahin bin ich wegen meines Lampenfiebers dahingeschieden.

Ich bitte die Schwester, mir ein Beruhigungsmittel einzuflößen, damit ich möglichst wenig von allem mitbekomme. Schade, dass die „Katheder-Bohrung" nicht unter Vollnarkose geschieht. Leider muss man bei dem Eingriff wach sein und ich möchte mir nicht ausmalen, wie es ist, wenn ein dünner Draht durch meine Arterie zum Herzen geschoben wird. Gruselig!

Als mich der Pfleger abholt und im Bett den Gang runterschiebt, fällt es mir siedend heiß ein: das Beruhigungsmittel! Ich kralle meine Finger in die Bettdecke. Wie soll ich das ohne Droge überstehen?

Aber die Schwester hat aufgepasst und mich nicht vergessen. Sie rennt den Gang händewedelnd herunter.

„Anhalten, die Patientin braucht noch ihr Beruhigungsmittel!"

„Danke, dass Sie an mich gedacht haben, Schwester."

Ich bin ungemein erleichtert.

„Keine Ursache und viel Glück."

Das könnte meine Freundin werden. Hoffentlich wirkt das Zeug schnell.

Mit Beruhigungsmitteln kenne ich mich nicht aus. Ich nehme an, von einem angenehmen Rausch übermannt zu werden. Leider ist es nicht so. Ich werde nur müde, bin aber bei klarem Verstand. Nichts zu sehen von Aladin und seiner Wunderlampe. Wahrscheinlich ist die Dosierung missglückt. Wenn mir bloß jemand diese Ängste nehmen könnte.

Ich werde in den eiskalten „Katheder-Raum" geschoben, in dem ein halbes Dutzend Monitore von der Decke hängen. Es ist so schweinekalt, dass ich zittere wie eine Knistertüte im Wind. Wenn ich diesen Eingriff überlebe, sieche ich danach wegen einer Lungenentzündung dahin, eingefangen in dieser Kältekammer.

Bald rückt eine ganze Horde Oberärzte, Chirurgen, Helfer und Helfershelfer an. Die wollen doch wohl nicht alle an mir herumpfuschen!

Man erklärt mir den Ablauf und ermahnt mich, dabei schön still zu liegen.

Wie soll das denn gehen, wenn ich bibbere wie ein Zitteraal?

„Sagen Sie, könnten Sie nicht ein paar Kohlen nachlegen, es ist eine Spur zu frisch hier drin? Wenn ich so weiterzittere, flutsche ich Ihnen bestimmt vom Tisch."

Natürlich kann der Ofen nicht aufgeheizt werden, da die als wichtiger befundenen Geräte es gerne kühl haben und daher den Luxus einer Klimaanlage genießen. Welche Bequemlichkeiten ich gern hätte, interessiert wohl keinen.

Aber ich habe mit meiner Bemerkung für heitere Stimmung gesorgt. Jetzt scherzt man beschwingt mit mir. Nur dass mir nicht zum Lachen zumute ist. Daher bitte ich um mehr Beruhigungsmittel, in der Hoffnung, endlich mit Scotti über den Warp-Antrieb fachsimpeln zu können. Leider führt dies nur dazu, dass ich noch schläfriger werde und ernsthafte Schwierigkeiten entwickle, dem Arzt auf seine Fragen zu antworten. Und das liegt nicht daran, dass ich mich in anderen Sphären befinde, sondern nur an der einfachen Begebenheit, die Kontrolle über meine Zunge zu verlieren.

Schön, dass die jetzt auch noch macht, was sie will! Nimmt hier denn niemand Rücksicht auf meine Bedürfnisse?

Ich kann nicht mehr richtig sprechen. Die Ärzte müssen ja denken, ich hätte hier heimlich 'nen Flachmann eingeschmuggelt.

Ich muss meine Arme zurücklegen. Ein langer Schlauch schiebt sich, von meiner Leiste ausgehend, durch meinen Körper. Ich spüre ihn genau.

Bah, ist das eklig!

Anfangs versuche ich, die Prozedur auf einem der Monitore zu verfolgen. Schnell wird mir aber bewusst, dass es sich hier um Reality-Fernsehen handelt und das pumpende Herz auf dem Bildschirm mein eigenes ist. Diese Tatsache allein ist vielleicht nicht weiter dramatisch. Aber als sich der Katheder zum Herzen hinarbeitet und die beiden sich berühren, muss ich würgen. Mir wird schlagartig klar, dass ich jetzt nicht einfach aufstehen und davonlaufen kann. Würde ich das tun, hätte ich diesen Schlauch in mir, der mein Herz durchlöchern könnte.

Meine Arme, die ich die ganze Zeit hinter meinen Kopf halten muss, tun langsam weh.

Wie lange dauert das hier noch?

Der Arzt, der mit dem Katheder an meiner Leiste herumpopelt, hat die dumme Angewohnheit, seine Handlungen mit einem kräftigen „So" zu untermauern. Immerzu, wenn er dieses „So" von sich gibt, keimt in mir die leise Hoffnung auf, alles jeden Moment überstanden zu haben. Doch das ist eine üble Irreführung!

„So ... So, jetzt wird's wohl ein bisschen heiß, wundern Sie sich nicht ... So."

Ich spüre es tatsächlich heiß in mir werden.

„So."

Daraufhin wird mir übel.

„Isch dasch jez rischtig, dasch mir so üb'l isch?"

Kann mir mal einer den Teppich aus dem Mund nehmen! Nicht mal so 'nen einfachen Satz krieg ich hin. Hab ich überhaupt noch 'ne Zunge? Ich spür sie gar nicht mehr. Hoffentlich hab ich sie nicht verschluckt.

„So ... Ja, keine Angst, das ist ganz normal. Das wird von dem Kontrastmittel verursacht ... So."

Jetzt schließen sie mich an einen Herzschrittmacher an. Dies führt zu Herzstolpern. Mein Herz rast wie ein Motorkolben und gerät aus dem Takt. Aber das sei auch normal, laut des „So-Arztes".

Das ist ein gemeines Gefühl und hört hoffentlich bald auf.

„So."

Ich sehe auf die Uhr, die hinter mir an der Wand hängt. Seit einer Stunde liege ich hier. Meine Arme schmerzen so sehr, dass ich sie am liebsten nach vorne reißen möchte, damit ein wenig Blut reinfließen kann. Die kribbeln wie Feuerameisen beim Wettlauf um die Wurscht. Kann mal jemand den Kammerjäger holen?

„Wäär esch vielleicht möglisch, wenn isch meine Arme maal gaansch kurzsch ruuntanehmen dürfte? Die sterb'n gleisch ab."

Ganz runternehmen darf ich sie nicht, aber einen Augenblick ist es mir erlaubt, sie in der Waagerechten zu halten. Es strömt wieder etwas Blut hinein.

„So ... Bitte nicht wundern, jetzt könnte Ihnen gleich wieder etwas warm werden. So ..."

Oh nein, nicht schon wieder. Hoffentlich wird mir dabei nicht wieder übel. – Mir wird übel …

„Isch glaub, isch mussch mich gleisch übergeb'n."

Warum ist mir schon wieder so schlecht? Es reicht! Die soll'n sofort aufhören, ihre Tests mit mir zu machen.

Ein Assistent bringt mir eine Schale und hält sie mir neben mein Gesicht. Wie soll ich in dieser Position, auf dem Rücken liegend, in diese winzig kleine Schale speien?

„So."

Nein, reiß dich zusammen, jetzt wird nicht gespuckt! Wann hört das endlich auf?

„So … Keine Angst, gleich ist es vorbei … So."

Was heißt „gleich"? In fünf Sekunden oder in einer Stunde?

Langsam wird mir schwarz vor Augen. Die Geräusche und Stimmen höre ich nur noch aus der Ferne.

Ich darf jetzt nicht ohnmächtig werden. Dann müssten sie sofort abbrechen und ich würde morgen ein zweites Mal alles über mich ergehen lassen müssen. Ich halte durch!

„So."

Es geht mir ein klitzekleines bisschen besser.

„So. Es müsste Ihnen jetzt eigentlich besser gehen. Wird's wieder?"

„Ja, etwasch."

Ich sehe hinter mich auf die Uhr. Wieder eine halbe Stunde vergangen.

„So."

„Schind Schie endlisch fertisch?"

„Ja, bald haben Sie alles überstanden ... So."

Wo sind meine Arme? Hab ich noch welche? Gebt mir meine Arme zurück!!!

Ich bitte noch mal, sie in die Waagerechte legen zu dürfen.

„So."

Nach zwei Stunden sind sie mit mir fertig. Sie haben mich in den Aufwachraum geschoben, dabei bin ich doch wach. Ich wünschte, es wäre anders gewesen.

Der „So-Arzt" kommt an mein Bett und teilt mir mit, dass sie etwas Auffälliges gesehen haben.

„Ihre Herzkranzgefäße ziehen sich spastisch zusammen."

„Wasch heischt denn dasch füüa misch?"

„So etwas sehen wir eigentlich nur bei Patienten, die ein entzündetes Herz haben. Es gibt auch Ausnahmen, aber es könnte schon ein Anhaltspunkt sein, der unsere Annahme einer Myokarditis stützt."

So, dann bin ich ja schon einen Schritt weiter ... So! War meine Vermutung, wie es aussieht, doch richtig.

Ich bin müde.

Erschöpft lasse ich den Drang, schlafen zu wollen, zu. Leider werde ich wieder wach, als mich der Pfleger vom Ruheraum auf mein Zimmer zurückschiebt. Kaum steht mein Bett mit mir

in der gewohnten Ecke, überfällt mich ein Rede-
gewitter.

„Schwafel-Liese" – die hatte ich ganz vergessen.

Die nächsten sechs Stunden bin ich ans Bett
gefesselt. Ich darf mich nicht bewegen, da die
„Arterienwunde" wieder aufreißen könnte. Jetzt
hat „Schwafel-Liese" freie Bahn. Ich schließe
meine Äuglein und schlafe einfach ein.

Obwohl ich mir vor dem Eingriff einen genau-
en Trink-Plan erarbeitet hatte, um in den folgenden sechs Stunden Liegezeit nicht „müssen" zu
müssen, muss ich leider doch. Ich hatte extra
wenig getrunken und mich der Flüssigkeitsauf-
nahme verweigert, nur um dieses peinliche
„Bettpfannen-Pinkeln" umgehen zu können.

Trotzdem drückt sie jetzt – die Blase.

Auf sie kann ich mich immer verlassen. Mag ja
das Pflegepersonal in Krankenhäusern mit solchen Notfällen vertraut sein, so bin ich es aber
nicht im Geringsten. Das stille Örtchen teile ich
lieber mit mir allein. Welcher Mensch pinkelt
schon gern unter Zeugen, im Liegen, laut plät-
schernd in ein Alugefäß, das nicht daran denkt,
die auf sich wartenden Geräusche dezent und
unauffällig zu verschlucken. Geschweige denn
den Inhalt, der auch noch von der Fachkraft entsorgt werden muss.

Na ja, jetzt bin ich wieder eine Erfahrung reicher geworden und weiß künftig, wie es ist, liegend in eine Alupfanne zu strullern.

Nach dem Abendessen wird meine Müdigkeit so dringend, dass ich meinen Zimmergenossinnen mitteile, auf der Stelle schlafen zu müssen. Glücklicherweise einigen wir uns demokratisch, früh das Licht zu dämpfen.

Diese Nacht stört mich nix. Keine Mücke, kein Schnarchen und kein Katheder.

Kapitel 17

Hundemüde erfahre ich am nächsten Morgen, dass ich die Letzte auf der „Herzkatheder-Liste" bin. Man kann mir daher die Durchführung der Biopsie an diesem Tag nicht zusichern. Das würde einen längeren Aufenthalt in der Klinik bedeuten. Aus drei mach fünf. So geht das also. Fünf Tage für eine Biopsie.

Ich habe nicht vor, das mit mir machen zu lassen. Plötzlich ist meine Müdigkeit wie weggeblasen. Wütend stampfe ich zum Büro der Krankenhausleitung. Keiner da! Mit geballten Fäusten wandere ich weiter zum Sekretariat der Krankenhausleitung. Ich klopfe kurz und öffne energisch die Tür, ohne eine Antwort abzuwarten. Die Chefsekretärin sieht mich fragend an und erkundigt sich nach meinem Anliegen.

„Ich möchte mich beschweren!"

Sie lässt ihren Kugelschreiber fallen und schenkt mir ihre volle Aufmerksamkeit. Geladen wie ein Sturmgewehr teile ich ihr meinen Ärger mit. Verständnisvoll sieht sie mich an und schüttelt den Kopf.

„Nein, so geht das wirklich nicht. Ich werde sehen, was ich für Sie tun kann."

Ich nicke und ziehe mit qualmenden Socken davon. Kaum bin ich zurück und auf mein Krankenbett gehopst, steht schon ein Pfleger in der Tür.

„Sind Sie fertig? Ich wollte Sie abholen."

„Hä? Jetzt?"

Das ging ja schneller als gedacht. Dann bin ich wieder versöhnt. Lass uns losrollen!

Noch einmal friere ich in diesem hochgekühlten Raum. Na, Hauptsache den empfindlichen Geräten geht's gut. Das mir empfindlich kalt ist, scheint nur nebensächlich zu sein.

Ach, da ist ja schon der „So-Arzt".

Hoffentlich bringt der nicht seine studierenden „Ober-, Unter- und Zwischenärzte" mit. Hätte gerne mal in Ruhe meine Aufregung vor dem Eingriff genossen.

„So."

Er erkennt mich sofort und fragt amüsiert, ob ich denn wieder zittern würde und er mich am Tisch festbinden müsse.

Ha, ha! Leg los und laber nicht rum!

„Brauchen Sie denn heute eine Beruhigung oder schaffen Sie es so? Es dauert diesmal auch nur eine halbe Stunde."

„Ja, ja ich versuch's mal ohne, schlimmer kann's kaum werden. Es reicht, wenn Sie mir eins mit der Keule überbraten. Ist auch billiger für Sie und geht schneller für mich."

Er lacht herzhaft und hört nicht mehr auf. Hoffentlich hat er sich wieder gefangen, wenn er loslegt. Nicht, dass er mir den Katheder ins Knie bohrt.

„Sagen Sie, erwarten wir nochmals ein Dutzend Zuschauer? Ich habe mich extra schick gemacht. Gestern wurde ich ja etwas überrascht von so viel Präsenz."

Jetzt lacht er in einem fort. Die Bemerkung war ein Fehler.

„Keine Angst, heute sind wir nur zu dritt. Alles etwas intimer und ruhiger. Es wird auch nicht so unangenehm und geht fix. Sie werden sehen.

Ja, das werde ich. Wehe das stimmt nicht!

Es ist nicht so schlimm, aber unangenehm ist es trotzdem. Ich verspüre einen starken Druckschmerz, als sich der Katheder auf Brusthöhe zum Herzen schiebt.

Das sei normal und höre auch gleich auf. Das tut es auch. Doch dann merke ich ein Zupfen an meinem Herzen, bevor er den dünnen Draht wieder herauszieht. Hoffentlich zieht er nicht den ganzen Herzmuskel mit raus.

„So."

„Fein, war's das jetzt? Das ging ja wirklich schnell."

„Nein, nein, ha, ha, ha, so schnell nun auch nicht. Keine Eile, junge Dame. Wir haben noch sieben Proben vor uns. Acht benötigen wir insgesamt für die Labore."

Der will mir den Schlauch noch *sieben* Mal zum Herzen wühlen?! Das ist ein widerliches Gefühl und bedarf keiner Wiederholung.

„Schauen Sie, so sieht eine Gewebsprobe aus."

Er hält mir das Ende des Schlauches entgegen, auf dem ein miniaturgroßes „Herzfetzchen" klebt.

„Was wollen Sie mit so wenig Gewebe anfangen? Das ist ja kaum zu sehen."

„Ha, ha, ha, was dachten Sie denn, wie groß so eine Probe wäre? Wir wollen ihr Herz ja nicht durchlöchern. Da soll noch was von übrig bleiben, ha, ha, ha."

Kichernd wurschtelt er den Katheder durch mich hindurch, bis ich ihn erneut am Herzen spüre.

Hör auf zu lachen! Konzentriere dich!

Abermals fühle ich ein ruckartiges Ziehen und er jätet die Leine wieder raus.

Noch sechsmal. Kann er nicht an sechs verschiedenen Stellen gleichzeitig rupfen? Auch bei dieser Prozedur kommt es zu Extraschlägen meines geschundenen Herzens.

„So. War doch alles halb so wild, nicht wahr?"

Na, wenn du's sagst!

Er näht meine Wunde in der Leiste zu und ich erlaube mir einen kurzen Blick in diese Richtung.

Igitt, Blut!

„So … noch ein Druckverband und dann bitte schön ruhig liegen in den nächsten sechs Stunden. Das kennen Sie ja. So."

Ich bin stolz auf mich, diesmal ohne Beruhigungsmittel ausgekommen zu sein. Ich bin eine Heldin! Das mache ich garantiert nie wieder.

Ich glaub, meine Blase drückt …!

Das Ergebnis der Biopsie werde ich erst in sechs Wochen erfahren. Diese Untersuchungen seien sehr diffizil und würden ihre Zeit brauchen.
Ja, ja schon klar. Wo ist der Ausgang?
Ich mache einen ambulanten Termin aus und packe danach meine Sachen zusammen. Bloß weg hier!

Sechs Wochen später sitzen „Sprossi" und ich uns gegenüber. Ich platze vor Neugier.
„Ja, wir haben Entzündungszellen in Ihrem Herzen nachweisen können. Es liegt ganz klar eine Entzündung vor. Aber einen Virus haben wir nicht gefunden."
Ja, und? Ist doch egal. Virus hin oder her. Fakt ist, dass mein Herz entzündet ist.
„Womöglich ist Ihre Entzündung am Abklingen. Das wissen wir jetzt nicht genau."
„Also am Abklingen ist da mit Sicherheit nichts. Das würde ich doch merken. Warum sollte es auch abklingen, nur weil Sie keinen Virus entdeckt haben?"
„Wir haben bei einigen Patienten festgestellt, dass das körpereigene Immunsystem den Virus

bereits eliminieren konnte, aber die Entzündung noch weiter schwelte. Dies könnte nun ein Anzeichen für eine sich entwickelnde Heilung sein. Genauso gut wäre es möglich, dass der Körper nicht aufhört, Entzündungszellen zu produzieren. Eine Art Autoimmunreaktion. Sicher muss dies kein Indiz für ein Abklingen sein. Nur ohne Virus kann ich Ihnen keine Interferon-Therapie anbieten. Hier handelt es sich ja um eine antivirale Therapie."

„Aber es könnte genauso gut sein, dass da doch ein Virus herumlungert, Sie diesen aber nicht gefunden haben?"

„Ja, das kann ich nicht ausschließen. Wir sollten daher in einigen Monaten eine Kontroll-Biopsie durchführen, um zu überprüfen, ob es eine Veränderung gegeben hat. Womöglich finden wir den Virus bei der zweiten Biopsie. Oder aber wir stellen fest, dass es zu einer Verbesserung gekommen ist."

Kontroll-Biopsie? Ich denk' nicht dran!

„Meine Erkrankung klebt jetzt schon eisern seit zweieinhalb Jahren an mir. Warum sollte es also in den nächsten paar Monaten schlagartig eine Verbesserung geben?"

„Tja, eigentlich kann ich mir das bei Ihrem Krankheitsverlauf auch nicht vorstellen. Aber wir müssen alles in Betracht ziehen."

Papperlapapp!

„Derzeitig kann ich mir nicht vorstellen, mich erneut einer Katheder-Untersuchung zu unterziehen. Es geht mir auch schlechter seit meinem Krankenhausaufenthalt."

Er sagt, dass er das ab und zu mal von Patienten höre, dies aber nicht die Regel sei.

„Sie können es sich ja in Ruhe überlegen und mich dann telefonisch informieren."

Da gibt's nichts zu überlegen. Ich will keine Schläuche mehr in meinen Adern haben. Und mein Herz soll zur Ruhe kommen. Was hätte ich davon, würden sie bei der zweiten Biopsie den Virus finden? Die Interferon-Therapie steht mir ohnehin nicht zu, da ich die Voraussetzungen nicht erfülle, um an der Studie teilzunehmen. Schließlich hab ich noch kein vergrößertes Herz. Ich verspüre wenig Lust, mich diesem Theater erneut auszusetzen. Schon gar nicht in der nächsten Zeit.

Auch wenn nun immer noch kein erfolgversprechender Therapie-Ansatz in Sicht ist und ich nicht über die Sicherheit verfüge, jemals gesund zu werden, so bin ich mir zu diesem Zeitpunkt sicher, endlich eine Diagnose zu haben.

Kapitel 18

Ein Jahr später unterziehe ich mich ihr doch – der Prozedur einer Kontroll-Biopsie! Die Entscheidung habe ich mir nicht leicht gemacht. Nun weiß ich ja, was mich erwartet, daher reiße ich mich nicht darum. Aber ich möchte unbedingt wissen, ob sich etwas verändert hat und diesmal der Nachweis eines Virus im Herzen gelingt.

Meine Zimmergenossinnen sind sehr nett und das männliche Personal dieser Station ist ebenso überheblich wie beim letzten Mal. Alles läuft genauso ab, wie ich es bereits kannte: Ich ärgere mich darüber, dass man mir die Links-Herz-Katheder-Untersuchung zusätzlich aufschwatzt und streite mich mit dem Stationsarzt, weil ich nicht einsehe, eine Katheder-Untersuchung unter Belastung an mir vornehmen zu lassen. Einen halben Tag lang will er es mir schmackhaft machen. Als er merkt, dass er mit arroganter Freundlichkeit nichts bei mir erreicht, versucht er es auf andere Weise und erklärt mir, wie überaus wichtig diese Untersuchung sei. Wollte ich dem nicht zustimmen, würde dies mein eigenes Risiko sein.

Hält der mich für dämlich? Es ist ein Risiko, wenn ich sie mache und nicht umgekehrt.

Am Tag der geplanten Biopsie kreisen ständig Hubschrauber über dem Krankenhaus. Erst denke ich mir nichts dabei. Um neun Uhr sollte mein Eingriff eigentlich stattfinden. Inzwischen ist es dreizehn Uhr und nichts ist passiert. Ich erkundige mich bei der Schwester, wie lange ich noch warten müsse. Sie entschuldigt sich, es wären Notfälle eingeliefert worden, daher verschiebe sich mein Termin.

Dass die Notfälle ausgerechnet meinen Termin verschieben, ärgert mich. Wieso muss das denn heute passieren? Und weshalb haben die alle was am Herzen?

Ich habe großen Hunger, darf aber nichts essen, weil man ja nüchtern sein muss. Um fünfzehn Uhr liege ich weiterhin unverrichteter Dinge in meinem Zimmer. Mittlerweile habe ich Kreislaufprobleme bekommen wegen der fehlenden Kalorienzufuhr. Um fünfzehn Uhr dreißig reicht's mir. Ich torkele geschwächt zum Schwesternzimmer und bitte darum, was essen zu dürfen. Man bietet mir an, mir eine Zuckerlösung per Infusion einzuflößen. Ich will aber keinen flüssigen Zucker, ich will Manna! Und zwar pronto, sonst klappe ich auf der Stelle unwiderruflich tot zusammen. Wenn ich eines nicht kann, dann ist es hungern. Ich brauche dreimal täglich mein Essen, sonst setzen meine Vitalfunktionen aus.

„Ich werde mich mal erkundigen, wann Sie dran sind."

Ja, mach das. Ich will das endlich hinter mir haben.

Nach einer weiteren halben Stunde kommt die Schwester in mein Zimmer mit einem Tablett voller Köstlichkeiten.

„Sie kommen heute leider nicht mehr dran. Es waren einfach zu viele Notfälle."

Ich bin begeistert. Eigentlich wollte ich morgen nach Hause fahren, jetzt kann ich mich hier häuslich einrichten. Ich versuche, meine Wut runterzuschlucken. Doch am liebsten hätte ich meinem Zorn freien Lauf gelassen und alles kurz und klein geschlagen. Meine Hungersnot hält mich zum Glück davon ab. Wie ein gieriger Kojote stopfe ich das Essen unflätig in mich hinein. Wozu brauche ich Besteck?

Am folgenden Morgen bin ich fällig und lasse kostbares Gewebe von meinem Herzen abrupfen. Alles verläuft reibungslos und ich bin froh, als ich einen Tag später die Klinik verlassen kann. Diesmal bin ich mir absolut sicher: Ich werde diese Prozedur niemals wieder über mich ergehen lassen. Kein Mensch zupft mehr an meinem Herzen herum.

Sechs Wochen später bekomme ich im persönlichen Gespräch mit „Sprossi" die Ergebnisse mitgeteilt. Die Entzündung ist weiterhin vorhanden und wieder wurden keine Viren gefunden. Alles spricht nun dafür, dass es sich in meinem Fall um eine Autoimmunerkrankung handelt. Der Körper produziert unaufhörlich Entzündungszellen, obwohl es keinen Grund dafür gibt. Eine Behandlungsmöglichkeit gibt es nicht. Wieso mein Immunsystem so unsinnige Dinge tut, weiß „Sprossi" nicht so genau. Höchstwahrscheinlich werden Umweltgifte eine Rolle spielen, schlechte Ernährung oder Stress. Es gebe viele Gründe, die ein Immunsystem entgleisen lassen. Auch Impfungen oder Medikamente können einen negativen Einfluss haben.

Das hilft mir im Moment nicht weiter. Lieber würde ich hören, was man tun kann und nicht, was man *nicht* tun kann. So wie es aussieht, bin ich nach wie vor auf mich allein gestellt mit dieser unsäglichen Krankheit.

Die Immunglobulin-Infusionen habe ich vor einem halben Jahr eingestellt. Nach fast eineinhalb Jahren sah ich keinen Sinn mehr darin. Gesünder wurde ich nicht. Die Herzmedikamente waren auch ohne Wirkung, daher setzte ich auch diese irgendwann ab. Jetzt stehe ich wie gewohnt ohne Therapie da mit einem beschädigten Immunsystem.

„Sprossi" meint, dass meine Beschwerde-Symptomatik nicht vollständig mit einer chronischen Herzmuskelentzündung korreliert, da mein Herz ja nicht vergrößert sei. Soll heißen, dass ich viel zu krank bin für diese Krankheit. Was wiederum heißt, dass ich wahrscheinlich noch was anderes habe, was aber bisher niemand entdeckt hat und vermutlich niemals entdecken wird. Denn nach über drei Jahren mache ich mir nicht mehr allzu große Hoffnung auf einen vollständigen Befund.

Was ich jetzt tun werde, weiß ich nicht. Wahrscheinlich weiterhin hoffnungslos krank sein und darauf warten, dass ein Wunder geschieht.

Kapitel 19

Wir wohnen nicht mehr in der fahrstuhllosen Wohnung, sondern in einem Haus mit Garten. Somit sind Treppen im Alltag nicht mehr mein Problem. Ich musste die Rente verlängern lassen und diesmal lief es nicht so reibungslos. Der Antrag wurde abgelehnt, weil eine gewissenlose Gutachterin meinte, dass meine Herzmuskelentzündung ja nicht so schlimm sei. Sie ließ mich sogar längere Zeit auf dem Ergometer strampeln, obwohl ich ihr erklärt hatte, dass dies mit einem entzündeten Herzen keine gute Idee wäre. Dass mich sportliche Betätigung ins Grab bringen könnte, glaubte sie nicht. Ich unterließ es dann, ihr von den vielen Sportlern zu berichten, die während des Trainings aufgrund einer unentdeckten Herzmuskelentzündung an plötzlichem Herzversagen starben. Nun ja, nicht ernst genommen zu werden, kenne ich inzwischen gut. Ich habe der Ablehnung widersprochen und beim zweiten Gutachter-Durchgang klappte dann alles wie geschmiert. Die Rente wurde für weitere zwei Jahre verlängert.

Ich lebe im Moment vor mich hin und bemühe mich, die Krankheit, so gut es geht, zu vergessen.

Natürlich gelingt das nur bedingt, da die Beschwerden immer allgegenwärtig sind. Man fühlt sich ununterbrochen krank und weiß schon nicht mehr, was ein gutes Körpergefühl ist. Viereinhalb Jahre sind vergangen und die Erinnerung an die Gesundheit verblasst. Ärzte suche ich kaum mehr auf und stehe allein mit allem da. Niemand fand bisher eine Lösung und unablässig wurden die gleichen Untersuchungen durchgeführt. Was bleibt mir also anderes übrig, als aufzugeben und weiterzuleben, wie auch immer.

Meine mir selbst verschriebenen Therapien zeigen gewissen Erfolg. Es geht mir etwas besser. Seit gut drei Jahren nehme ich konsequent hochdosierte Vitamine ein, dazu noch Aminosäuren und Omega-3-Fettsäuren. Ebenso L-Carnitin und Q 10. Ich zweifle nicht daran, dass genau das mein Immunsystem belebt. Trotzdem führt es nicht zur Genesung.

Manchmal versuche ich ein neues homöopathisches Mittel. Zuweilen spüre ich sogar was bei der Einnahme, durchaus auch mal kleine Besserungen. Aber an Tagen, an denen es mir nicht so gut geht, gehen diese kleinen Verbesserungen wieder verloren. Zwar glaube ich daran, dass homöopathische Mittel bei akuten Beschwerden funktionieren, aber bei chronischen Krankheiten können auch sie nichts ausrichten. Auch wenn manch Therapeut das anders sehen wird. Mein Körper nimmt homöopathische Mittel nicht an. Und was noch viel schlimmer ist, die Wirkung kehrt sich eines Tages bei mir um und egal, was ich für ein homöopathisches Heilmittel probiere, es führt zu Verschlechterungen meines Zustandes. Ich gewinne einen Heidenrespekt vor dem Zeug und rühre es bald nicht mehr an.

Ein weiteres halbes Jahr vergeht und ich überlege, mit meiner „Aku-Ärztin" eine Kortison-Therapie zu beginnen. Sie verschreibt mir für den Anfang ein niedrig dosiertes Präparat. Die vielen Nebenwirkungen lese ich mir zwar durch, will aber darüber nicht weiter nachdenken. Denn irgendwie muss es weitergehen mit mir, von allein werde ich nicht gesund. Die Naturmedizin kann mir nicht weiterhelfen, also setze ich meine Hoffnung noch einmal in die Humanmedizin.

Nach jeder Einnahme einer Tablette zieht es im Magenbereich. Anfänglich nehme ich es nicht wahr und bringe es auch nicht mit dem Kortison in Verbindung. Doch rasch wird es deutlicher, bis ich mich eines Morgens nach dem Frühstück vor Magenschmerzen krümme. Der Schmerz will nicht enden, auch nach über einer Stunde nicht. Ich liege im Bett auf dem Bauch und bewege mich kaum. Sobald ich das tue, wird der Schmerz unerträglich. Zwar kann ich mir schon denken, dass mein Magen rebelliert, nur wieso das so ist und in welchem Zusammenhang das steht, ist mir nicht klar. Nach zwei Stunden lässt die Folter nach und ich vermute eine kleine Unpässlichkeit. Selbstverständlich ist es hirnlos, dies anzunehmen, aber bevor ich was Schlimmeres in Betracht ziehe, gehe ich lieber erst die harmlosen und bequemen Lösungen durch. Auch bin ich jetzt schmerzfrei, daher glaube ich, es überstanden zu haben. Mittags überfällt mich der Hunger und ich genehmige mir nach dem Essen einen saftigen Apfel. Es vergehen keine fünfzehn Minuten und ich mache denselben Horror wieder durch. Diesmal dauert es länger, bis der Schmerz nachlässt.

Nun hab ich es verstanden. Ich hab mir wohl eine Magenschleimhautentzündung eingefangen und der Auslöser dafür ist das Kortison. Denn wie ich nun im Beipackzettel lese, kann Kortison die Magenschleimhäute reizen. Klar, dass es das dann bei mir tut. Schätzungsweise Unmengen an Patienten haben keine Probleme bei der Einnahme, aber bei mir reizt es die Magenwände schon nach kurzer Zeit. Nun kann ich mich damit beschäftigen, eine neue Krankheit zu therapieren, und langsam wird das viele Kranksein wirklich lästig. Was hab ich eigentlich verbrochen? Ist das meine Strafe auf Erden oder soll ich es gar als Geschenk ansehen? Falls ja, sag ich schon mal „danke". Wär doch nicht nötig gewesen!

Ich schlucke Magensäurehemmer und mein „Lieblings-Internist" verspricht mir, dass ich das in ein paar Wochen überstanden habe. Sein Wort in Gottes Ohr, falls Gott eins hat. Leider verändern die Säurehemmer nicht das Geringste. Im Gegenteil, sie verschlimmern es sogar. Ich schmeiße die Tabletten irgendwann in die Tonne und stelle meine Ernährung um. Keine säurehaltigen Lebensmittel mehr, nur noch Haferflocken mit Milch. Kein Salz, da ich gelesen hab, dass es bei einer Magenschleimhautentzündung kontraproduktiv sei. Auch setze ich all meine Vitamine ab, da mein Magen sie nicht mehr toleriert.

Nach fünf Monaten bin ich am Ende. Die Entzündung hört nicht auf und neue Symptome stellen sich ein. Ich werde fortwährend schwächer und meine Arme und Beine beginnen zu kribbeln. Bald schaffe ich es kaum noch, mich auf die Beine zu stellen. Es fühlt sich so an, als hätte ich einen Mangel entwickelt. Die Frage ist nur, woran mangelt's meinem Körper denn nun schon wieder? Ich bin total verzweifelt und werde vorstellig in der Notaufnahme. Dort nimmt man mir literweise Blut ab und schickt es sofort ins Labor. Nach etwas über einer Stunde Wartezeit ist eines klar: Es mangelt mir an nichts. Nur mein Salzpegel ist etwas niedrig. Er befindet sich unterhalb des Normbereiches. Für die Ärztin ist das aber nicht weiter bedenklich. Für mich schon. Ich habe einen Salzmangel, denn Salz habe ich ja die letzten Wochen größtenteils vermieden. Dass sich das so grauenvoll anfühlt, hätte ich nicht gedacht. Mir fehlt schließlich kein Organ. Oder ist mir da was entgangen?

Ich steigere meinen Salzkonsum und nach ein paar Tagen geht es mir besser. Komisch, dass die Blutkontrolle nur einen geringen Mangel aufgedeckt hat. Immerhin habe ich mich so baufällig wie eine strohgedeckte Lehmhütte gefühlt. Ein Windhauch und ich wäre als Pusteblume davongeschwebt. Man sollte die Normbereiche mal überdenken. Es scheint Menschen zu geben, und dazu zähle ich mich nun auch, dessen Grenzwerte von denen anderer abweichen. Somit kann ein Mangel nicht erkannt werden.

Mit der Magenschleimhautentzündung kämpfe ich weitere zwölf Monate herum. Die Verbesserung ist nur schleichend und scharfes Essen vertrage ich grundsätzlich nicht mehr. Ich lerne, mit meiner neuen chronischen Krankheit umzugehen und vermeide Mahlzeiten, die meine Schleimhaut reizen könnten. „Chronisch" scheint mein Lebensmotto zu werden. Nur hab ich nicht darum gebeten.

Und so kommt es, wie es wohl kommen musste: Mein körperlicher Gesamtzustand verschlechtert sich wieder – Schritt für Schritt. Erst fällt es mir kaum auf, da alles sehr langsam vonstattengeht. Aber irgendwann ist es nicht mehr zu übersehen: Ich werde immer schwächer. Von Monat zu Monat. Meine Liegephasen erhöhen sich. Alles wird schwerer, jeder Gang, jede Bewegung.

Selbst das Sitzen fällt mir zunehmend schwer. War es sonst eine Erholung, ist es nun unerhört erschöpfend. Diese Schwäche ist anders als die, die ich zu Anfang meiner Erkrankung durchgemacht habe.

Kann es sein, dass es verschiedene Schwächen gibt?

Ich weiß, dass ich niemandem klarmachen könnte, was ich Tag für Tag durchmache. Es ist meine eigene kleine Hölle. Niemand, der es nicht selbst erlebt, kann nachvollziehen, wie sich diese Krankheit anfühlt. Man kann sie mit nichts vergleichen. Kein gesunder Mensch hat so etwas schon einmal gefühlt. Wie oft habe ich Ärzten und Gutachtern gegenübergesessen und versucht, meinen Zustand zu erklären. Es gibt schlichtweg keine Worte, die ihn beschreiben könnten. Man hat jeden Tag aufs Neue das Gefühl, sterben zu müssen, und wundert sich pausenlos, dass man noch lebt.

Ich rutsche in ein tiefer werdendes Loch und wünsche mir vermehrt, dass ich morgens nicht mehr aufwache. Weshalb nur passiert das jetzt? Es ging mir doch schon so gut! Ich hatte wieder Kraft genug, mein Leben auf die eine oder andere Weise zu genießen. Nun zerplatzen alle Träume.

Ich nutze meine gebliebene Kraft, um nach Auswegen zu suchen. Ich sauge alles auf, was ich im Internet finden kann. In den verschiedensten Internet-Apotheken bestelle ich mir allerhand

Mittel, die Gesundheit bis ins hohe Alter versprechen. Vielleicht finde ich noch eine Möglichkeit, mich einfrieren zu lassen, und faltenlos die
kommenden Jahrhunderte im ewigen Eis zu
überstehen. Wer träumt nicht von der Unsterb-
lichkeit? Aber alt und krank sein will auch keiner. Mit dem Älterwerden kann ich mich abfinden, aber nicht mit anhaltender Krankheit. Wenn
ich wenigstens etwas hätte, was ich nicht merke.
Irgendeine unscheinbare Krankheit, die mich
nicht weiter behindert. Stattdessen wächst der
Grad meiner Behinderung stetig an.

Kapitel 20

Soweit ich es schaffe, lese ich Bücher über verschiedene Heilmethoden. Obwohl an manchen Tagen die Kraft kaum reicht, ein Buch in der Hand zu halten. Jedoch will ich unbedingt wissen, was ich tun kann.

Egal, welches Buch ich lese, jeder Autor kennt die einzig wahre Heilmethode. Wenn es so leicht wäre, dann gäbe es sicher keine Krankheiten mehr. In dieser Literatur finde ich den Schlüssel zur Genesung nicht.

Ich kaufe neue Ergänzungsmittel und probiere sie aus. Möglicherweise ist die Wunderpille ja dabei. Ich versuche es mit Weihrauchtabletten, Enzymtabletten, hochdosiertem Vitamin C, Basenpulver, Vulkangestein, Algentabletten, Mariendiestel, Artischocken-Tabletten und verschiedene Präparate zum Entgiften. Das Regal im Hauswirtschaftsraum quillt über. Manche Dinge nehme ich nur ein- oder zweimal und stelle fest, dass ich sie nicht vertrage. Ich könnte einen Laden aufmachen und alles wieder teuer verkaufen. Mitunter hilft es anderen armen Seelen. Mir jedenfalls nicht.

Ich erfahre von meinem Nachbarn, dass er jemanden kennt, der jemanden kennt, der mit seinen Händen heilen kann. Er hätte seinem Bekannten geholfen. Entzündete Knie waren die Übeltäter und ein paar Sitzungen bei diesem „Händemann" genügten, um schmerzfrei zu sein. Danke, den Humbug habe ich schon erfolglos ausprobiert. Außerdem glaube ich nicht an übernatürliche Heilkräfte. Obwohl ich zugeben muss, dass mir seit geraumer Zeit alles egal ist.

Ein paar Tage denke ich darüber nach, einen zweiten Versuch zu starten, mich metaphysisch heilen zu lassen. Es dauert nicht lang und ich bitte meinen Nachbarn, mir die Telefonnummer von dem „Handmann" zu besorgen.

Als ich ihn anrufe, spreche ich mit einer sehr sympathischen und höflichen Stimme. Ich habe kein Bild vor Augen während unseres Gesprächs. Das wundert mich. Weiß ich doch immer sofort, wie jemand aussieht, wenn ich seine Stimme höre – auch wenn ich mit dem Bild in der Regel falsch liege.

Wir vereinbaren einen Termin für die kommende Woche Montag und ich bin gespannt, wer und vor allem was mich dort erwartet.

Der Heiler wohnt nicht weit weg – direkt an einem Deich. Ich fahre gerade mal zwanzig Minuten und bin froh über die kurze Fahrtzeit. Meine Schwäche erlaubt es mir nicht mehr, längere Zeit hinterm Steuer zu sitzen. Ich parke meinen Wagen in der Nähe seines Hauses und gehe den kleinen Stichweg hinab, der zu einem einsamen Grundstück führt. Hier wachsen Bäume und Sträucher vollkommen unbekümmert. Sie haben schon lange keine Astschere mehr gesehen. Das Gras ist knöchelhoch und im vermeintlichen Garten steht Metallkunst herum. Das heißt, ich nehme an, dass es sich um Kunst handelt.

Die Sonne scheint heute, es ist angenehm warm und ich habe ein wohliges Gefühl bei dem Anblick des Wildwuchses. Es weht eine leichte Brise und die Blätter rascheln sanft. Das Haus des Heilers sieht von außen ungefähr so aus wie der Garten. Unbeschwert und unaufgeräumt, voller Leichtigkeit und positiver Schwingungen. Eigentlich ist es kein Haus, eher eine Werkstatt, aber durchaus mit Wohncharakter. Ich klopfe an die Tür, die irgendwie auch nicht aussieht wie ein Hauseingang. Eher wie der Durchgang zu einer Schmiede. Ich linse durch das Glas in der Tür, kann aber niemanden ausmachen. Noch einmal klopfe ich, diesmal etwas lauter. Nichts. Bestimmt ist er mal eben neues Metall holen. Ich schaue auf die Uhr. Okay, ich bin fünf Minuten zu früh. Aber dass mich niemand erwartet, wundert mich. Vor dem Haus steht eine kleine Bank. Ich setze mich darauf und genieße die Sonne in meinem Gesicht. Der wilde Garten fasziniert mich und ich stelle mir vor, wie ich über das zu hohe Gras laufe und von einem Gestrüpp zum nächsten schlendere.

Bald darauf taucht ein Mann mittleren Alters auf und reicht mir freundlich die Hand. Er sieht ungefähr so aus wie sein Haus und sein Garten. Alles passt irgendwie zusammen. Der Anblick harmoniert so sehr, dass man annehmen könnte, er wäre mit allem, was hier steht und wächst, verwandt. Er führt mich in sein Haus (oder soll ich besser Werkstatt sagen?) vorbei an einer Werkbank über der Zangen, Hämmer und andere Werkzeuge hängen. Überall stehen verschiedenste Metallkunstwerke herum. Am Ende des schummerigen Raumes befindet sich ein wuchtiger Tisch aus altem Holz. Er ist verkramt, es liegt Papier darauf und andere Gegenstände. Ich kann nicht alles erfassen, es ist, als würde es mich erschlagen. Wir setzen uns an den großen Tisch, er mit dem Rücken zum Fenster, ich habe eine kleine Küchenzeile hinter mir. Ein Kühlschrank meint plötzlich, das Wort als Erster ergreifen zu müssen, und fängt an zu rasseln.

Wir sprechen über mich. Ich erzähle meine langweilige Krankengeschichte und hoffe, dass er sich nicht schon nach den ersten Sätzen langweilt. Aber er wirkt aufgeschlossen und interessiert. Ich verkürze meinen Text auf das Notwendigste, denn eigentlich ist es auch egal. Er kann mir sowieso nicht helfen. Niemand kann das!

Dann erzählt mir der „Heiler-Mann" von seinen „Heil-Tätigkeiten" und wie erfolgreich er dabei sei. Auf meine Frage hin, wie vielen Menschen er schon helfen konnte, sagt er, sehr vielen.

Das ist doch schon mal eine Zahl, mit der sich rechnen lässt. „Sehr viele" heißt ja, dass es nicht wenige waren. Hab ich jetzt auch 'ne Chance oder gehöre ich zu denen, die nicht unter „sehr viele" fallen?

Eine Herzmuskelentzündung hatte er noch nicht in seinem Repertoire. War ja klar, dass ich wieder die Erste bin. Möglicherweise wird sein Erfahrungsmangel mit meiner Erkrankung die Heilungsaussicht schmälern, denke ich. Er will seine Hände nicht direkt an meinem Herzen auflegen, weil er glaubt, seine Kräfte könnten zu stark sein und somit zu Herzproblemen führen. Es sei zu gefährlich.

Wow, ich bin baff. Sollte er Recht behalten und seine Hände würden ungeahnte Energien freisetzen können, sollte man darüber nachdenken, ihn als erneuerbare Energiequelle zu nutzen.

Wir vereinbaren, dass er mein Herz quasi „über drei Ecken" bearbeitet, indem er seine Hände auf dem Rücken auflegt. Ich soll mich hinstellen, nur diesen Vorschlag muss ich sofort im Keim ersticken. Stehen ist so ziemlich das Letzte, was ich kann. Also setzt er sich hinter mich und beginnt, mit dem Finger über meinen Rücken zu kreisen. Er sagt, ihm sei nicht wohl dabei, gleich die ganzen Hände aufzulegen, weil seine Kräfte für mich zu stark sein könnten. Okay, Finger ist auch in Ordnung. Hauptsache, ich komme hier schnell wieder raus.

Nach fünf Minuten wird mir seltsam zumute. Ich weiß nicht, was los ist, aber ich will weglaufen. Mir wird schwindelig, aber auf eine Weise, die ich bisher nicht kannte. Meine Symptome werden stärker und mein Herz beginnt zu stolpern. Ich kann nicht glauben, was ich hier erlebe. Etwas passiert mit mir, nur es fühlt sich nicht gut an.

Wir beenden die Behandlung oder wie auch immer ich das nennen soll, und ich höre, wie ich einen neuen Termin mit ihm ausmache.

Weshalb tue ich das?

Ich finde keine Erklärung für all das. Nur eines weiß ich gerade genau: Ich muss nach Hause. Es bricht ein Gewitter über mich herein und ich benötige dringend Bettruhe. Ich lasse ihm einen Zehn-Euro-Schein als Dank da und verabschiede mich.

Eine Woche später sitze ich dem „Energiemann" wieder gegenüber. Er fragt, wie es mir ergangen sei, und ich erzähle ihm von der seltsamen Verschlechterung meines Zustandes, die zum Glück nicht allzu lange anhielt. Er erzählt mir, dass er dies öfter von seinen – soll ich sagen „Patienten"? – hören würde und dies vermutlich eine Heilreaktion sei. Ich reibe mein Kinn und überlege. Heilreaktionen kenne ich aus der Homöopathie, die mir bisher nie gut getan haben. Meistens wurden sie unerträglich schlimm und hielten wochenlang an. Würde ich die Einnahme einfach fortsetzen, nähme die Heilreaktion wohl nie ein Ende und meine Krankheit ebenso nicht. Selbst die Homöopathie wirkt bei mir „chronisch". Ich kann also daran nichts Gutes erkennen. Trotzdem möchte ich ihm und mir eine Chance einräumen.

Er erzählt mir, dass er seine Kräfte anfangs nicht selbst entdeckt habe, sondern die Menschen in seinem Umfeld. Einige wurden ihre Kopfschmerzen los, nur weil sie sich in seiner Nähe aufhielten, andere spürten Schwingungen, wenn sie sich mit ihm in einem Raum befanden und dann erzählt er andere unfassbare Geschichten, dessen genauere Erläuterung ich mir hier ersparen möchte, weil sie zu überirdisch klingen.

Ich sitze mit offenem Mund und weit aufgerissenen Augen auf meinem klapprigen Stuhl und kann nicht glauben, was ich höre. Aber es gelingt mir auch nicht, ihn als Wirrkopf abzutun, dazu ist er zu authentisch. Fast kommt er mir wie ein Opfer vor, dass von Kräften heimgesucht wurde, mit denen er nun lernen muss zu leben. Auch habe ich bei meinem letzten Besuch eine unheimliche Erfahrung gemacht, mit der ich erst mal klarkommen muss. Deshalb wäre es verfrüht, den „Energiemann" als Schwindler abzutun.

Er erklärt mir, dass er auch Tieren helfen könne. Manche Menschen bringen ihre Hunde oder Katzen vorbei. Sie ließen sich viel einfacher therapieren, weil sie unvoreingenommen seien. Sie wüssten ja nicht, dass sie therapiert werden, und es funktioniere trotzdem. Dann zeigt er mir einen Riesenstapel Briefe, der auf dem alten Holztisch liegt. Menschen aus ganz Deutschland bitten ihn um Hilfe. Er zieht wahllos einen Brief aus dem Stapel und nimmt das Papier aus dem Umschlag. Ein Foto von einem Pferd fällt dabei auf die Tischplatte. Er erzählt mir, dass er es durch Fernheilung geheilt habe.

Da haben wir wieder mein Problem: Fernheilung! Wie utopisch ist das denn?

Er will mir diesen Zweifel nehmen und sagt, dass es egal sei, wo sich ein Mensch zum Zeitpunkt der Heilung befinde. Es funktioniere eben. Wie und warum das so sei, wisse er auch nicht genau. Er wisse nur, dass es gehen würde. Er brauche ein Foto von dem Menschen und etwas Persönliches von ihm, eine Haarsträhne. Alles andere liefe quasi von selbst.

Okay! – Trotzdem absurd.

Dass manche Menschen die Macht haben, andere zu heilen, kann ich mir vorstellen. Es ist denkbar, dass sie in einem anderen Takt schwingen. Schließlich schwingt *alles*. Sogar kleinste Atome. Daher wäre es realistisch. Nur wie soll man Fernheilung erklären? Können die Energien des Energie-Spenders Raum und Zeit überwinden und die Regeln der Physik auf den Kopf stellen? Ich bin skeptisch.

„Das kann ich mir nicht vorstellen", sage ich. „Bestimmt glauben einige so fest daran, dass die Kraft ihrer eigenen Gedanken sie heilt."

„Und wie erklären Sie sich, dass selbst Tiere auf diese Weise geheilt werden? Sehen Sie, dieses Pferd zum Beispiel", er zeigt auf das Foto, das ich mir angesehen habe, „es wusste nicht, dass es von mir eine Fernheilung bekommt. Es litt jahrelang an einer Hauterkrankung an den Nüstern. Innerhalb von zwei Monaten heilte sie komplett aus."

„Ich gebe zu, das kann ich mir nicht erklären."

Ich bin geneigt, mir später noch einmal Gedanken darüber zu machen, aber im Moment siegt der Realismus in mir. Er ist mir nicht böse und sagt, dass er das kenne. Er versucht nicht weiter, mich zu überzeugen. Es scheint ihm unwichtig zu sein, ob ich das glaube oder nicht.

Wir beginnen mit der Prozedur. Wieder bitte ich ihn, nach zirka fünf Minuten aufzuhören. Mein Herz stolpert so stark, dass ich fürchte, es findet nicht mehr in seinen gewohnten Takt zurück. Kann es sein, dass der „Energiemann" das verursacht hat? Ich bitte ihn, noch meine Knie zu behandeln. Sie schmerzen schon seit vielen Jahren, vor allem wenn ich lange sitzen muss und sie angewinkelt sind. Eine ebenfalls chronische Angelegenheit, die ich mir aber vor Ausbruch meiner Erkrankung eingefangen habe.

Ich bin „chronisch" von Kopf bis Fuß.

Unerwartet setzt mein Herz kurz zu schlagen aus, besinnt sich aber und überschlägt sich ein paar Mal, bevor es wieder in den Takt findet. Ups, was war das?

Ich bitte den „Energiemann", die Behandlung meiner Knie zu unterbrechen. Wieder geht hier was vor. Komisch ist mir zumute und ich erschlaffe, obwohl ich auf dem Stuhl sitze und nichts tue.

Bin ich verrückt? Oder von einer fremden Macht besessen?

Diese seltsamen Dinge, die hier vor sich gehen, kann ich mir nicht erklären und beschreibbar sind sie ebenso nicht. Es ist nichts, was ich mir einbilde, aber auch nichts, was ich kenne. Jetzt ist es schon egal, ob er mein Herz oder meine Knie berührt. Ich spüre diese Energien durch meinen gesamten Körper fließen.

Wir brechen ab, denn ich fühle mich unwohl. Er gibt mir noch eine Flasche Mineralwasser in Alufolie gewickelt mit, die er zuvor mit seinen Energien gefüllt hat. Die Alufolie verdunkelt die Flasche, damit die Energien länger in dem Wasser gespeichert bleiben. Außerdem erhalte ich eine Leihgabe von ihm, eine Halskette aus Metall, die er selbst gefertigt hat. Er erzählt, dass er viele seiner Halsketten verkaufe, aber einige ihm die Ketten zurückbringen würden. Seine Energien seien in dem Schmuck gespeichert und aus diesem Grund könne sie nicht jeder tragen. Das klingt abwegig. Ich beabsichtige deshalb, ihm eine schöne Kette abzukaufen, aber er rät mir, sie erst einmal zu Hause auszuprobieren. Sollte ich sie nicht „vertragen", könne ich sie ihm jederzeit zurückgeben. Also schön. Ich lasse das Schmuckstück in meine Handtasche plumpsen, drücke ihm zehn Euro für die Behandlung in die Hand und verabschiede mich.

Auf dem Weg nach Hause denke ich nur an mein Bett. Ich fühle mich wie ein Zombie.

Kapitel 21

Zeitgleich zum „Energiemann" suche ich meinen „Lieblingsarzt" auf. Ich habe ihm eine kleine Schaffenspause gegönnt, aber jetzt ist sein Sachverstand wieder gefragt. Meine Herzmuskelentzündung deckte er damals auf und er war der einzige Arzt, dem ich genügend Kompetenz zugestand. Wenn einer einen weiteren Geistesblitz hat, dann er. Ich vertraue ihm.

Ich sitze meinem „Lieblingsarzt" in der neuen Praxis an seinem Schreibtisch gegenüber und stelle fest, dass er in Eile ist. Das gefällt mir nicht. Früher hat er sich immer Zeit für die Patienten genommen. Jetzt muss alles ruckizucki laufen.

Ich beschreibe ihm meine neue Schwäche, meinen neu erworbenen „chronischen Magen", der zwar unterdessen weniger Probleme bereitet, aber eben nicht mehr der alte ist. Ich erzähle ihm, dass ich auf bestimmte Farben, Lacke und Lösungsmittel empfindlicher reagiere, meine Nahrungsmittel-Unverträglichkeiten sich summieren und dass ich ständig an Blasenentzündungen leide. Die Blase ist inzwischen auch „chronisch". Meine „chronischen" Knie spare ich aus, da ich in seinem Gesichtsausdruck erkenne, dass ihn diese paar Dinge schon überfordern. Dabei fange ich gerade erst an.

Mein „Lieblingsarzt" tippt wieder alles akribisch in den Computer ein. Ich glaube, er braucht eine Beschäftigung, damit er nicht zugeben muss, dass er keinen blassen Schimmer hat, wieso ich so „chronisch" bin. Dann zieht er einen DIN A4 Bogen aus seiner Schublade und beginnt ein paar Kästchen für die Blutuntersuchung anzukreuzen. Er plant, ein riesengroßes Blutbild zu machen, dass das „große" bei Weitem übertrifft. Ebenso soll ich ein paar Tropfen Urin dalassen.

Wir verabschieden uns mit einem kräftigen Händedruck (das heißt, seiner ist kräftig, meiner eher so lau wie das Lüftchen, das an diesem Tag weht) und verabreden, wann ich wiederkomme.

Als ich eine Woche später erneut in seinem Behandlungszimmer sitze, erklärt er mir, dass ich nichts befürchten brauche, da das übergroße Blutbild unauffällig sei, ebenso gebe es an den Urinuntersuchungen nichts auszusetzen.

Alles befundlos.

Daher solle ich mir keine weiteren Sorgen machen, die vielen „chronischen" Befindlichkeitsstörungen seien sicher harmlos und bestimmt wäre es nicht schlecht, wenn ich mich mal in psychiatrische Hände begeben würde. Da ist es wieder: dieses Gefühl, nicht ernst genommen zu werden. Dabei sitze ich meinem „Lieblingsarzt" gegenüber und ausgerechnet von ihm hätte ich mehr Forschersinn erwartet. Als ich meine Theorie vortrage, die ich seit einiger Zeit vertrete, innerlich zu vergiften aufgrund der Umweltbedingungen (Gifte in der Nahrung, in den Möbeln, in der Luft, in der Kleidung und wer weiß noch, wo), da schaut er mich mitleidig an. Er erklärt mir, dass der menschliche Körper keine Gifte ansammeln könne, da die Entgiftungsorgane schließlich dafür da seien, sich darum zu kümmern. Sonst bräuchten wir sie ja nicht. Dass Gifte aber im Körper verweilen und sich summieren, davon habe er noch nichts gehört. Klar sei ihm bekannt, dass Menschen, die mit Umweltgiften, wie Farben, Lacke oder Lösungsmittel in Berührung kommen, schwer erkranken können. Aber in der Regel sei eine Besserung zu erwarten, sobald sie den belastenden Stoffen nicht mehr ausgesetzt seien.

Ich komme zu dem Schluss, dass ich entweder keine Entgiftungsorgane mehr besitze oder den falschen Ansprechpartner in dieser Angelegenheit konsultiert habe. Daher bedanke ich mich bei meinem „ehemaligen Lieblingsarzt" und gehe genervt.

Wieder vergehen einige Wochen mit Recherchen im Internet über das Thema „Vergiftung" beziehungsweise „Entgiftung" – wie rum auch immer. Mir kommen Details in Erinnerung. Zum Beispiel, dass kurz vor Ausbruch der Erkrankung in meiner Firma der Teppich ausgewechselt und mit beißendem Lösungsmittel gearbeitet wurde. Ich hatte das Zeug nicht vertragen und ständig unter Kopfschmerzen gelitten. Außerdem war mir wochenlang schwindelig und mein Hautbild hatte sich verändert.

Hinzu kam, dass ich einige Male während dieser Zeit geimpft wurde. Heute weiß ich, dass Impfungen durchaus problematisch sein können, bei einem geschwächten Immunsystem.

Wenn ich mal alle Fakten zusammentrage, gibt es für meine außerirdische Krankheit (sie muss einfach außerirdisch sein, da ich mit dieser Erkrankung allein auf der Welt bin) nur eine Erklärung: Mein Immunsystem ist angeschlagen! Darum bin ich auch „chronisch" geworden und alles bleibt fest an mir kleben und addiert sich von Jahr zu Jahr. Wenn ich mal tot bin, muss ich als Sondermüll entsorgt werden. Nicht auszudenken, wenn mein chronischer Körper sich bis ins Grundwasser zersetzen würde. Ich bin ein Fall fürs Seuchenkommando!

Ich besuche weiterhin den „Energiemann" und lasse mir bei jedem Besuch eine Flasche Mineralwasser zu einem „Energy-Drink" umwandeln. Jede seiner „Behandlungen" macht mich fertig. Ich weiß nicht, warum ich das so beharrlich durchhalte, wahrscheinlich weil ich ein hoffnungsloser Fall bin. Ich bin vollkommen allein mit allem und niemand kann mir helfen! Was ich auch tue, es hilft nichts! Nein, stattdessen verschlimmert sich mein unsäglicher Zustand und alles wird immer aussichtsloser. Das Einzige, was mich tröstet, ist der Gedanke, dass ich die Macht habe, über meinen Körper zu entscheiden. Und wenn er meint, so weitermachen zu wollen, werde ich ihn verlassen. Dann kann er ohne mich in der Erde verfaulen. Ich werde glücklich als Seele umherschwirren und beobachten, wie er vergammelt. Wer zuletzt lacht, lacht am besten.

Mein Leben wird immer beschwerlicher und ich schaffe es nur unter erheblichen Qualen, das Haus zu verlassen. Das belastet auch die Beziehung, da sich mein Mann nicht mehr durch mich einschränken lassen möchte.

Hey, ich möchte mich auch nicht von meinem Körper einschränken lassen. Wie sieht's aus, kann ich mich von meinem schlaffen Leib trennen? Och, das geht nicht? Nur wenn ich als Geist weiterexistieren möchte? Ach so!

Ich denke immer öfter darüber nach, wie es ist, ein Geist zu sein. Vielleicht ist es nicht so schlimm. Gut, ich kann nicht mehr reden, essen, schlafen und auch sonst nichts Weltliches genießen. Aber ich bin ja jetzt schon ein wandelnder Geist, der nicht wandelt, weil er zu schwach ist. Und von den weltlichen Freuden ist mir ohnehin nur das Essen geblieben. Alle anderen haben sich vor Jahren von mir verabschiedet. Fehlt nur, dass auch ich mich verabschiede und zu meinen Freuden gehe, die warten bestimmt schon woanders auf mich und ich hab nicht kapiert, dass ich nachgehen soll. Stattdessen halte ich meinen halbtoten Körper am Leben, der im Grunde nichts weiter will als seine Ruhe.

Ich möchte zwar so nicht mehr leben, weil ich eben dramatisch krank bin und jetzt auch noch unter Druck in der Beziehung stehe. Denn ich kann meine Frau nicht mehr stehen und den Haushalt schmeißen, wie es sich für eine mustergültige Ehefrau gehört. Ebenso bin ich für Unternehmungen wie Reisen oder Freunde bekochen ungeeignet, da ich nach drei Handgriffen reif für die Notaufnahme bin. Trotzdem traue ich mich nicht, mir den goldenen Schuss zu verpassen. Denn es gibt wenige Dinge, die mir geblieben sind: Hab ich erwähnt, wie gerne ich esse? Das könnte mir im Jenseits fehlen. Also wache ich Morgen für Morgen auf und hoffe und hoffe und hoffe ... Ich gebe nicht auf zu hoffen. Keine Ahnung, wieso ich so gut darin bin. Ist bestimmt ein Gen-Defekt. Ich wünschte, ich hätte den nicht, dann würde ich jetzt, wie im Film „Ghost", mit meinem Traummann Ton-Vasen modellieren.

Stattdessen gehe ich zum „Energiemann" und lasse ihn meine Matrix durcheinanderbringen. Eines Tages aber halte ich es nicht mehr aus. Diese energetischen Berührungen sind unbegreiflich und ich glaube ihm auch langsam, dass er verblüffende Kräfte besitzt. Doch es verbessert sich nichts, sondern es wird Müll in mir aufgewühlt, der sich durch meinen Körper frisst und alles nur verschlimmert. Daher habe ich eine hervorragende Idee, von der ich noch vor Kurzem gedacht habe, sie sei Unsinn für mich. Ist sie auch, darum schlage ich sie ja vor: Fernheilung! Denn ich bin so schlapp wie ein Wassertropfen in der Sonne. Wenn nicht bald ein Wunder geschieht, löse ich mich rückstandslos auf. Die Termine mit dem „Energiemann" möchte ich canceln, aber um nicht wieder einsam und allein mit dieser Krankheit zu sein, verabrede ich mit ihm, dass er mich einmal die Woche fernheilt. Ich lasse ihm mein Foto und eine Haarsträhne da und gehe erleichtert, in der Annahme, nicht mehr hingehen zu müssen. Die Ausflüge zu ihm werden zunehmend anstrengender und ich brauche körperliche Ruhe.

Doch nach drei Wochen habe ich das Gefühl, eine Starkstromleitung zu sein, bin radikal schlapp und gleichzeitig aufgeladen. Ach, ich weiß nicht, wie ich das erklären soll. Das ist nicht möglich, da ich ein Alien bin und hier seltsame Dinge vorgehen, die ein Erdling schlichtweg nicht verstehen kann. Eben nur ich, und ich verstehe eigentlich auch nur Bahnhof.

Daher rufe ich beim „Energiemann" an und frage ihn, ob er mein Foto zu dem Stapel mit den anderen Fotos gelegt habe und ob er es nicht mal hervorholen könne. Ich würde nämlich überlegen, warum mein Körper nicht wieder zur Ruhe komme. Allein diese Frage finde ich selbst ziemlich schräg. Kaum zu glauben, dass ich sie stelle. Ja, das habe er und er würde es hervorziehen. Während er danach sucht, unterhalten wir uns ungezwungen und ich habe das Gefühl, dass mein Herz zerplatzt. Es beginnt zu flattern, zu springen und ich bekomme Angst. Erleide ich gerade einen Herzinfarkt? Ich sollte das Gespräch sofort beenden und einen Krankenwagen bestellen. Mit etwas Glück könnte der hier noch rechtzeitig eintreffen. Aber warum will ich denn mein Ableben verhindern? So ist doch alles viel einfacher. Die Angst verschwindet und ich warte während des Gesprächs darauf, automatisch zu sterben. Somit hätte ich mir die Kosten für teure Schlaftabletten gespart und niemand könnte mir einen Vorwurf machen, dass ich mich ohne Rücksicht auf mein Umfeld, aus dem weltlichen Staub gemacht hätte. Nur so sehr ich es mir auch wünsche, mein Herz bleibt nicht stehen. Trotzdem hüpft es wild in der Brust herum, als würde es Seil springen.

Ich frage den „Energiemann", ob er mein Foto endlich gefunden habe. Aber ja, er würde es die ganze Zeit in der Hand halten. Ich fordere ihn erschaudert auf, es sofort aus der Hand zu legen und das Herzstolpern hört kurze Zeit später auf. Nein, ich bin nicht verrückt, sondern nur ein wenig tot. Da kann es schon mal passieren, dass überirdische Dinge passieren, die eigentlich nicht geschehen dürfen. Von Panik getrieben, nehme ich all meine Kraft zusammen und eile nach dem Telefonat im Schildkröten-Tempo zum Auto, um auf schnellstem Wege das Foto und die Haare wieder an mich zu nehmen. Hier sind Mächte am Werk, die mir nicht geheuer sind und ich will verhindern, dass sie weiterhin Einfluss auf mich haben. Der „Energiemann" hat Verständnis für meine verstörte Reaktion und händigt mir alles aus. Ich reiche ihm die Kette, die ich mir von ihm geborgt hatte. Auch sie war ein Mysterium und es schien tatsächlich so, als seien seine Energien in ihr gespeichert. Ich halte mich nicht lange mit Händeschütteln auf, da ich genug von seinen Energien habe. Bloß weg hier und zurück in die reale Welt. Sonst bin ich bald in einer Zwischenwelt gefangen, umgeben von energetischen Wesen, die mir das letzte Fünkchen Kraft aussaugen. Ach ja, das bin ich vermutlich auch so. Oder wieso fühle ich mich so schlaff wie eine Fahne ohne einen Hauch von Wind?

Die kommende Zeit bin ich wieder mit dem Thema „Entgiftung" beschäftigt. Ich habe mir Literatur von verschiedenen Umweltmedizinern besorgt. Jeder von ihnen scheint etwas über mich zu wissen, obwohl mich keiner kennt. Oder habe ich einen von ihnen aufgesucht und erinnere mich nur nicht mehr daran? Schließlich kann ich die Ärzte kaum noch zählen, die an mir herumgedoktert haben, geschweige denn, mich an ihre

Namen erinnern. Aber ich bin geneigt zu glauben, dass es sich nur um bloßen Zufall handelt, dass hier Dinge erwähnt werden, die mir bekannt vorkommen.

Nachdem ich alle Bücher durchgelesen habe, ist mir endgültig klar, dass meine Krankheit eine Umwelterkrankung ist und jene böse Umwelt schuld ist. Die vielen schlimmen Lebensmittel, die ich Tag für Tag zu mir nehme oder alle anderen Gifte, die durch meine Kleidung oder die verpestete Luft in mich eindringen. Ich hab's gewusst, ich bin eine Giftmülldeponie und das Endlager ist voll. Es drückt immer mehr Müll von oben nach, daher werde ich täglich kränker und bin hilflos. Die Tipps, die ich mir aus den Büchern herausschreibe, kann ich nur bedingt beherzigen, da ich hochdosierte Nahrungsergänzungsmittel mittlerweile nicht mehr vertrage. Warum das so ist, weiß ich nicht. Weiß ich überhaupt was? Ich bin traurig, dass ich nicht mehr in der Lage bin, selbsttherapeutische Maßnahmen an mir durchzuführen, da mein Körper streikt. Er will nichts Ungesundes und nichts Gesundes mehr haben. Ich könnte ihn mit Luft füttern, aber das würde nicht lange vorhalten.

Kapitel 22

Ich habe eine neue Ärztin gefunden, nicht weit von mir entfernt. Bei ihr habe ich eine Ozon-Therapie begonnen, die teuer bezahlt werden muss. Blut wird abgezapft und in einer Infusionsflasche aufgefangen. Darin wird es mit Ozon vermischt und als Infusion zurück in die Vene geführt. Leider ist mein Blut so dick wie Buttermilch und will nicht wieder in den Körper. Aber ich habe mir viel von dieser Therapie versprochen und will sie unbedingt weiterführen. Deshalb lasse ich es nicht gelten, wenn meine neue Ärztin daran verzweifelt, dass die Infusion ständig stoppt. Dummerweise vertrage ich die Ozon-Therapie ebenso wenig wie alle anderen Behandlungs-Versuche. Mein Leib will nicht mehr therapiert werden, sondern in Frieden dahinvegetieren. Wie wäre es, wenn wir alles Blut aus mir herausnehmen? Würde ich mich dann besser fühlen? Was soll ich mit Blut? Vollkommen überbewertete Körperflüssigkeit, die einem nichts als Ärger bereitet. Wahrscheinlich ist mein Serum so dick, weil sich die Blutkörperchen den Platz mit dem Müll teilen müssen, der da eigentlich nichts zu suchen hat. So in der Art sage ich das der neuen Ärztin auch, die daraufhin vorschlägt, meine Entgiftungsorgane zu untersuchen. Ich kann mir zwar nicht vorstellen, dass sie da was finden wird, weil mein „ehemaliger Lieblingsarzt" meine Entgiftungsorgane mithilfe des Riesenblutbilds untersuchen ließ, aber schaden kann's sicher nicht. Während ich an der Infusions-Flasche hänge, tapst sie wieder davon. Als die Buttermilch wieder in mir ist und die Flasche leer, kommt sie mit einer Spritze herbeigetippelt. Das Blut will nicht mehr raus, sie wundert sich und meint, sie hätte bisher nie so ein dickflüssiges Blut gesehen. Ich auch nicht. Trotzdem scheint es meins zu sein. Sie ist ein Sonnenschein. Ich mag sie und ihren tapsigen Gang.

Nach ein paar Tagen sitze ich „Tapsi" wieder gegenüber und sie teilt mir mit, dass meine Entgiftungsorgane tadellos funktionieren. Ich freue mich darüber, denn somit habe ich berechtigte Hoffnung, dass das Gift in meinem Körper gelegentlich den Weg nach draußen findet. Die Ozon-Therapie gebe ich auf, weil es zu müßig ist, die klebrig-rote Masse zurück in die Vene zu befördern. Stattdessen hat sie neue Ideen und will was untersuchen. Ich bin einverstanden und dankbar, dass es weitergeht.

Bei diesen Untersuchungen kommt heraus, dass ich einen Vitamin-B12-Mangel habe, der beachtlich ist. Der wäre aber nicht im Blut zu finden, sondern im Urin nachzuweisen. Ach, die genaueren Details habe ich nicht verstanden, sie sind mir egal. Fakt ist, dass im Laborbericht steht, dass dies auf nitrosativen Stress hindeutet und dieser die Ursache für Multisystemerkrankungen sein kann mit Mangel- und Vergiftungserscheinungen durch Stickstoffmonoxid-Radikale.

Ich hab's doch gewusst. Ich bin vergiftet!

Wir beschließen, mir zweimal wöchentlich Vitamin-B12-Spritzen zu injizieren, die ich natürlich selbst bezahlen muss. Wozu brauche ich noch eine Krankenkasse? Dazu besorge ich mir ein B12-Präparat.

Die Blutuntersuchung hat ebenso einen erheblichen Zinkmangel aufgedeckt. Daher nehme ich von nun an ein Zinkpräparat ein und hoffe, endlich gesünder zu werden. Hin und wieder lasse ich mir eine Glutathion-Infusion geben, um meinen Körper schneller zu entgiften. Auch die muss ich selbst bezahlen und werde die kommende Zeit finanziell geschröpft. Leider zeigt sich schnell, dass ich die Infusionen nicht vertrage. Ich weiß nicht, warum mein Körper beginnt, sich gegen das Gute zu wehren. Es ist zum Verzweifeln, aber bald muss ich die Glutathion-Infusionen einstellen.

Einige Monate vergehen und es stellt sich heraus, dass ich zwar meine Vitamin-B12-Speicher aufgefüllt habe, dies aber zu keiner wirklichen Verbesserung geführt hat. Trotzdem gebe ich nicht auf und nehme alle Pillen weiterhin ein. Es könnte ja sein, dass die Sache ausgiebig Zeit braucht. Daher gebe ich sie ihr. Zeit ist ohnehin das Einzige, worüber ich noch verfüge. Aber auch weitere Monate verstreichen ohne nennenswerte Verbesserungen. Bald bin ich wieder ratlos und habe keine neuen Einfälle.

Kapitel 23

Weitere Monate des Unglücks verstreichen. Trotzdem kämpfe ich weiter und suche nach etwas, das mir Hoffnung schenkt. Dann stoße ich auf eine Klinik, der das „Chronische Erschöpfungssyndrom" bekannt zu sein scheint. Ich rufe dort an und mache der Dame am Telefon klar, dass ich möglichst gestern Patient dort sein will. Leider bin ich nicht die Einzige, die das möchte, daher schlägt sie vor, ich könne ja eine Reha-Maßnahme beantragen. Reha-Plätze wären noch frei. Das lasse ich mir nicht zweimal sagen und fülle ein paar Tage später den Reha-Antrag aus. Nach wenigen Wochen erhalte ich die Bewilligung und kann nicht fassen, wie gut alles geklappt hat.

Vier Monate später bin ich dort und habe mein eigenes Zimmer ohne Fernseher und Telefon. Lediglich ein Bett, ein Nachtschrank und ein Kleiderschrank schmücken den Raum und geben mir das Gefühl, nicht ganz allein in meinem Wohnreich zu sein, der jeglichen Luxus vermissen lässt. Mir wird erklärt, dass einige Patienten mit Funkstrahlen von Telefon oder Fernseher Probleme haben würden. Daher solle man auch nicht mit einem Handy telefonieren, dafür gebe es ein Telefon im Flur an der Wand, das ich am Abend gerne benutzen dürfe. Ich frage, was denn die Personen machen können, die sich beim Telefonieren nur in der Waagerechten wohlfühlen, weil die körperliche Schwäche sie zum Liegen zwinge. Nun ja, man könne nicht auf alle Rücksicht nehmen.

Mittags nehme ich mit anderen Umweltkranken mein Umweltgericht zu mir und fühle mich umweltgerecht. Ich werde in der Runde nett aufgenommen und habe das Gefühl, mich hier gut integrieren zu können. Die meisten leiden an MCS, einer Erkrankung bei der man eine Unverträglichkeit gegen Chemikalien entwickelt. Warum sollte ein Körper auch freiwillig Chemikalien vertragen wollen? Immerhin sind die in der Natur nicht vorgesehen. Ich selbst habe auch dann und wann Probleme mit Parfümen, Kaminrauch oder Kerzen. Aber es liegt im Bereich des Ertragbaren. Doch was hier einige durchmachen, ist mit meinen Unverträglichkeiten nicht vergleichbar. Manche können kaum noch was essen, weil sie die meisten Nahrungsmittel nicht vertragen. Auch ich toleriere ein paar Lebensmittel nicht mehr, aber ich lasse sie einfach weg und dann gibt's keine Probleme. Wenn man allerdings nie weiß, was man essen soll, weil man auf alles reagiert, ja, das kann einem den Spaß am Leben schon rauben. Essen ist letztlich meine einzige Freude geblieben. Wenn mir auch die genommen würde, wüsste ich nicht, was ich täte.

Das Aufnahmegespräch übernimmt ein sympathischer graumelierter Arzt, dem ich ausführlich meinen Krankenwerdegang erläutern darf. Er schreibt sich alles gewissenhaft auf und macht neurologische Untersuchungen, die ich wirklich nutzlos finde. Dieses fruchtlose Geklopfe mit dem Hämmerchen auf die Knie erstaunt mich und ich kann nicht verstehen, dass Ärzte es immer wieder tun. Wenn meine Krankheit in den Knien säße, hätte ich keine Probleme. Diese entsetzliche Erschöpfung wäre dann auf zwei unwichtige Punkte meines Körpers zentriert und wenn ich wollte, könnte ich sie amputieren lassen, um meine endgültige Gesundheit zurückzuerlangen. Nur so leicht ist es nicht, daher sitze ich jetzt auch hier und bete abermals meine ermüdende Krankengeschichte runter. Nach ungefähr zwei Stunden merke ich, dass meine wenige Energie sich verflüchtigt hat. Ich sitze dem ergrauten Arzt, dem ein paar Locken in die Stirn gefallen sind, gegenüber und verschließe mich wie ein Gänseblümchen im Schatten. Nach einer Weile erschlafft meine gesamte Muskulatur (falls ich noch welche habe) und ich schaffe es nur knapp, mich in einer sitzenden Position zu halten. Meine Schultern hängen bis in die Kniekehlen und mein Gesichtsfeld trübt sich ein. Die Konzentration ist auf dem Nullpunkt und er muss seine Fragen wiederholen, damit ich sie erfasse.

„Ich denke", sagt „Dr. Silberlocke" auf einmal zu mir, „wir sollten jetzt aufhören. Sie können ja kaum noch aufrecht sitzen."

Da hat er Recht und ich bin froh, dass ich ihn nicht überreden muss, das Gespräch zu einem anderen Zeitpunkt fortzusetzen. Erleichtert erhebe ich mich von dem ungemütlichen Stuhl und krieche auf direktem Wege in mein Zimmer. Dort lasse ich mich schwach wie eine ausgeleierte Sprungfeder auf mein Bett plumpsen und rege mich stundenlang keinen Zentimeter mehr. Ich warte darauf, dass es mir besser geht, aber mein Körper tut mir diesen Gefallen nicht. Eigentlich habe ich Hunger, trotzdem beschließe ich, das Abendessen ausfallen zu lassen. Die fünfzig Meter zur Kantine sind mir zu weit. Unterhalten könnte ich mich nicht, weil mein Mund viel zu schwach ist, sich zu bewegen, und mein Hirn zu phlegmatisch, die übrig gebliebenen Gehirnzellen zu aktivieren. Ich hab 'nen Schleier im Kopf. Gibt's so 'ne Krankheit? Kopf-Schleier-Krankheit! Ich sollte mal danach googeln. Irgendwann … Wenn's mir wieder gut geht … Falls es jemals dazu kommen sollte … Ich schlafe mit knurrendem Magen ein.

Eine halbe Stunde später klopft es an der Tür. Meine Zimmernachbarin fragt, warum ich denn nicht zum Essen erschienen sei, alle würden mich vermissen. Ach, man vermisst mich? Jetzt schon? Aber es ist nicht ausgeschlossen, dass ich das Essen weiterhin versäume, weil ich den Weg in die Kantine nicht bewältige.

„Ich hab's nicht geschafft", antworte ich ihr und lächle sie an, als wäre ich fit wie ein Isländer nach dem Schwefelbad. Diese Diskrepanz ist mir durchaus bewusst, aber ich kann nicht anders, weil meine gesamte Sympathie dieser kleinen Person gilt. Wir hatten bereits ein paar Worte miteinander gewechselt und da wusste ich, dass sie meine Freundin wird. Manchmal ist das so mit Menschen, man sieht sie und alles ist klar.

Ich erkläre ihr, dass ich ein verbrauchter Waschlappen bin und wenn ich einmal ausgewrungen bin, keine Energie mehr nachrückt. Was weg ist, ist weg und kommt vorerst nicht zurück. Daher würde ich wohl auch morgen nicht zum Frühstück erscheinen. Meine kleine Nachbarin (sie ist nicht größer als ein Begrenzungsstein) schüttelt mit dem Kopf und kann nicht glauben, wie schlecht es mir geht. Sie beschließt, mir etwas Essen zu bringen, und rät mir, „Dr. Silberlocke" darum zu bitten, mir das Essen aufs Zimmer bringen zu lassen. Ich habe auch schon daran gedacht und versichere ihr, dass ich mich darum kümmern würde. Der laufende Meter nickt und verlässt meinen Raum, um ein paar Minuten später mit einem prall gefüllten Tablett zurückzukommen. Ich bin meiner kleinen Zimmernachbarin sehr dankbar und hätte sie gern kräftig gedrückt. Doch dafür fehlt mir jede Kraft. Außerdem ist es für solche Intimitäten noch ein bisschen früh. Immerhin kennen wir uns erst ein paar Stunden.

Am nächsten Morgen quäle ich mich in die Kantine. Mit schlaffen Fingern befülle ich meinen Teller mit etwas Essbarem und schlürfe zum Tisch mit den Gleichgesinnten. Man begrüßt mich nett und sofort bin ich in einem angeregten Gespräch. Dabei war meine Nacht kurz und ich bin energielos wie eine alte Autobatterie.

Nach dem Essen geht's in den Infusionsraum. „Dr. Silberlocke" hat festgelegt, wer an welche Medizin angeschlossen wird. Ich bekomme an diesem Tag Glutathion. Wahrscheinlich werde ich das Zeug nicht vertragen, aber egal. Mir geht's schon so schlecht, dass es darauf auch nicht mehr ankommt. Was soll's!

Im Infusions-Raum stehen nur Infusions-Stühle, die man lediglich in der Rückenlehne zurückkippen kann. Zwar befinden sich dort auch zwei Betten, aber die dürfen nicht benutzt werden. Ich frage mich, und das sicher auch mit Recht, weshalb die Betten da stehen, wenn man sich nicht reinlegen darf. Angestöpselt an die Infusions-Flasche ziehe ich meinen Infusions-Ständer hinter mir her und suche mir einen adäquaten Infusions-Stuhl. Als ich einen gefunden habe, setze ich mich darauf und beabsichtige, meine Augen zu schließen. Leider muss ich mich wieder unterhalten, bin ja nicht alleine hier. Mit der Zeit merke ich, dass ich es nicht mehr aushalte, in diesem Lehnstuhl zu sitzen. Es strengt mich an. Ha, ich weiß selbst, dass das total abstrus klingt! Welcher „normale" Mensch ist erschöpft, nur weil er in einem Stuhl sitzt, dazu noch mit einer bequemen Rückenlehne, die sich zweckdienlich zurückstellen lässt? Für mich nicht weit genug. Lediglich die absolute Waagerechte verschafft mir Erleichterung, und das möglichst auf der Seite liegend.

Nach eineinhalb Stunden ist die Infusions-Flüssigkeit in mir. Im Stuhl bin ich in der Zwischenzeit so tief gerutscht, dass ich beinahe auf der Erde liege. Ich lasse mich von „Madame Erbse" abstöpseln und plane, in mein Zimmer zu kriechen, da ruft sie (hier handelt es sich um die Ober-Erbse der Infusions-Anstöpsel-Schwestern) mir hinterher und teilt mir mit, dass ich nicht vergessen solle, mich an der Reha-Wandergruppe zu beteiligen. „Zwerg Nase" (so habe ich meine Zimmernachbarin nun endgültig getauft) und ich sind die einzigen Reha-Patienten der Umweltabteilung, daher werden nur wir aufgefordert, an den Reha-Maßnahmen teilzunehmen. Ich weiß schon jetzt, dass ich das Programm nicht mal ansatzweise durchhalten werde, und überlege, wie ich mich vor all dem drücken kann, ohne als reha-unfähig entlassen zu werden. Ich robbe mich zum Büro von „Dr. Silberlocke" und setze mich erschlafft auf einen Wartestuhl vor seinem Eingang. Irgendwann geht seine Tür auf und er sieht meinen ausgedienten Körper dort sitzen.

„Ach, Sie habe ich gesucht", sagt er auf einmal. Oh nein, bloß nichts Längeres, ich muss mich dringend hinlegen. „Das passt ja, dann kommen Sie doch gleich in meinen Raum."

Ich tue, was er sagt, und bete zum lieben Gott (ob der „lieb" ist, weiß ich inzwischen nicht mehr so genau) und hoffe, dass alles kurz und schmerzlos ist. Nur dann schlägt er vor, das Aufnahmegespräch zu Ende zu bringen. Sogleich stoppe ich seinen Tatendrang und erkläre ihm meine Lage. Er nickt und sieht besorgt aus. Ärzte sehen mich selten besorgt an. In der Regel schauen sie mich mitleidig an, als würde es ihnen leidtun, dass die Psychopharmaka, die ich gar nicht nehme, immer noch nicht gewirkt hätten.

„Dr. Silberlocke" kann verstehen, dass ich mir in diesem Zustand mein Essen nicht allein aus der Kantine holen kann. Aber leider könne er mir nicht helfen, da er zu wenig Personal habe, um die Patienten direkt auf dem Zimmer mit Nahrung zu versorgen. Ich solle eine Mitpatientin bitten, mir das Futter zu bringen. Wegen der Reha-Maßnahmen lässt er aber mit sich reden und wir besprechen, wozu ich in der Lage bin und wozu nicht. Ich beginne mit „Madame Erbse" und ihrer Aufforderung, mich der Wandergruppe anzuschließen. In diesem Augenblick betritt sie das Zimmer und mischt sich in das Gespräch ein. Was glaubt die eigentlich, wer sie ist? Hat sie etwa jemand um ihren Kommentar gebeten?

„Also mindestens einmal die Woche muss sie aber mitlaufen", fordert sie unüberlegt, als wäre genau dies die Maßnahme, die mich wieder gesund machen würde.

„Wenn Sie wollen, dass ich spätestens in der zweiten Woche tot wie ein Stein (falls so ein Stein jemals gelebt haben sollte) durch die Klinik geistere, dann schicken Sie mich ruhig zum Wandern."

Es wäre nicht schlecht, wenn ich das Leichentuch gleich mitnähme, dann könnte ich mich vorab darin schon mal einwickeln.

Die ist wirklich irre! Sie kann doch nicht einen CFS-Kranken (falls ich einer bin) zum Wandern schicken. Ich dachte, die kennen sich hier mit dieser verfluchten Krankheit aus! „Dr. Silberlocke" legt Gott sei Dank sein Veto ein und widerspricht der „Erbsen-Zicke".

„Nein, das geht nun wirklich nicht. Sie ist viel zu schwach, um zu laufen. Ich bespreche gerade mit ihr, welche Maßnahmen sie mitmachen kann."

Beleidigt zieht die Zicke von dannen. Ich hasse sie! Das weiß ich jetzt.

Am folgenden Morgen fliegt „Zwerg Nase" in mein Zimmer und begrüßt mich wie ein kleiner

Wirbelwind. Ich fühle mich wohl in ihrer Nähe und spüre, dass wir hier unzertrennlich werden. Sie bringt mir das Frühstück ans Bett und ich bin ihr unendlich dankbar für ihre Hilfe. So werde ich meine Kräfte sparen und nach dem Essen in Frieden zum Infusions-Raum schleichen können. „Zwerg Nase" hat zum Glück weniger mit körperlicher Schwäche zu kämpfen, dafür aber mit MCS, einer Parfüm- und Chemikalienunverträglichkeit. Daher hat sie die Kraft, mich mit Speisen zu versorgen, während ich nichts weiter für sie tun kann, als in dieser wunderlichen Klinik ihre Freundin zu sein. Das ist nicht viel, denke ich, und habe ein schlechtes Gewissen. Es macht mich traurig, zu erkennen, dass ich mit dieser Erkrankung nicht mehr in der Lage bin, anderen Menschen etwas Gutes zu tun. Im Gegenteil, ich bin darauf angewiesen, dass sie für mich etwas tun, und kann es niemals zurückgeben.

Natürlich rollen auch hier das eine oder andere Mal heimlich die Tränchen, obwohl ich versuche, mit meiner lebensfrohen Art (wieso habe ich die eigentlich noch?) andere mitzureißen.

Nachdem ich das Essen bis auf den letzten Bissen genüsslich verschlungen habe („Zwerg Nase" wundert sich, wie ich so viel essen kann – ich wundere mich auch) schlendere ich mit ihr zu den Infusions-Räumen und lasse mich anstöpseln. Diesmal erhalte ich eine Vitamin-C-Infusion mit B-Vitaminen. Die gesamte Prozedur dauert ewig und ich hätte mich gerne noch vor der folgenden Reha-Maßnahme (Progressive Muskelentspannung) hingelegt. Leider erhalte ich diese Chance nicht und liege bei der Infusion wieder unentspannt tief in den Sitz gepresst, in der Hoffnung, eine Position zu finden, die mir Entlastung verschafft. Nur umso länger die Infusion dauert, desto unbequemer wird der Lehnstuhl und desto schwächer werde ich. Der Gedanke, gleich noch durch die Klinik zu laufen, um dieser Muskelentspannung beizuwohnen, macht mir Stress. Leider komme ich nicht drumrum und laufe etwas später mit „Zwerg Nase" im Sauseschritt durch die Nachbarabteilung der Klinik, wo leider keine Rücksicht auf MCS-Erkrankte genommen wird. Es duftet und stinkt an jeder Ecke, die wir kreuzen, und „Zwerg Nase" bekommt Atemprobleme. Daher passe ich mich ihrem Tempo an, damit wir möglichst schnell aus diesem Gestank herauskommen. Erschöpft erreichen wir die Räume und schnappen uns eine Gummimatte. Wir legen uns mit den anderen Teilnehmern auf den Boden und lauschen den Erklärungen der Therapeutin. Jetzt verstehe ich erst, was progressive Muskelentspannung ist, und mir wird sofort klar, dass mir das zu anstrengend ist. Da spielt es auch keine Rolle, dass ich gemütlich auf dem Boden liegen darf. Sobald ich meine Muskeln, die ich gar nicht mehr habe, anspanne, erschöpft es mich. Allein der Gedanke, sie anzuspannen, führt zu erheblichem Kräftezerfall. Ich beschließe also, nur so zu tun, als würde ich etwas anspannen. Damit fahre ich sehr gut und bin froh, als die Stunde vorbei ist.

Den Rest des Tages liege ich viel und zum Mittag sowie zum Abendessen beglücke ich meine Mit-Patienten mit meiner Anwesenheit.

Die kommenden Tage geht's so weiter mit Infusionen verschiedenster Art und irgendwelcher Reha-Maßnahmen, die mir ohnehin alle zu beschwerlich sind. Ein paar Reha-Tage später teilt „Dr. Silberlocke" „Zwerg Nase" und mir mit, dass wir im Zuge der Reha eine Psychotherapie in Form einer Gruppensitzung mitmachen müssten. Da „Zwerg Nase" und ich die einzigen Reha-Patienten sind, bilden wir beide also eine Gruppe. Das kann ja spannend werden, denke ich, und bin neugierig auf das, was uns erwartet.

Einen Tag später sitzen wir zwei im Aufenthaltsraum und warten auf „Dr. Psycho". Es kommt ein junger, cooler Typ herein, der den Anschein macht, alles zu wissen und uns beide jetzt schon zu kennen. Wir setzen uns im Kreis, das heißt, „Zwerg Nase" und ich sitzen „im Kreis" und „Dr. Psycho" setzt sich uns gegenüber. Also sitzen wir gar nicht im Kreis, aber egal. Ein Flipchart steht neben ihm, das er sofort vollzukritzeln beginnt. Er fragt uns, warum Stress für den Körper nicht gut sei und wie man ihn vermeiden könne. Dies sei überhaupt unser Thema in den kommenden Tagen und wir sollten uns damit mal auseinandersetzen. Es wird eine emsige Stunde, in der „Zwerg Nase" und ich wie zwei dumme Schüler seine Fragen beantworten und er sich freut, den „Lehrer Oberschlau" geben zu können. Ich muss gestehen, dass ich ansatzweise genervt bin, als die Stunde vorbei ist. Den Gedanken, mich zweimal die Woche von ihm über Dinge belehren zu lassen, die mir bekannt sind, finde ich weniger reizvoll. Trotzdem bin ich bereit, den Spaß mitzumachen.

Nach zwei Tagen sitzen wir wieder in diesem Raum und plaudern über Stress. „Zwerg Nase" und ich geben zu, dass es keine gute Idee sei, anderen Menschen ständig alles recht machen zu wollen, und sich selbst dabei zu vernachlässigen. Ich muss mir eingestehen, dass ich vor Beginn meiner Erkrankung genau das gemacht habe. Aber nun, acht Jahre später, ist mir das durchaus klar und hey, auch wenn ich wollte, ich könnte mich selbst nicht mehr vernachlässigen, um für andere alles zu tun, da ich nicht mehr fähig bin, etwas zu tun. Mein Leben ist absolut ruhig geworden, da ich ja berentet bin und Tag ein, Tag aus nur stresslos herumliege. Welche Strapazen sollten mich heute also noch krank machen? Und obwohl ich jetzt so unerhört „entspannt" bin (wenn mich nicht gerade meine Erkrankung stresst, was sie eigentlich jede Sekunde tut), werde ich nicht gesund. Mag sein, dass Stress mal eine Rolle gespielt hat, gleichwohl bringt mich „kein Stress" auch nicht weiter. Schön wär's!

Dennoch behauptet „Dr. Psycho", dass wir nicht immer auf andere Rücksicht nehmen sollen (und ich dachte, die anderen müssen jetzt immer auf mich Rücksicht nehmen) und wenn wir uns schlecht fühlen würden, dann sollten wir das auch zeigen. Ich gebe zu bedenken, dass ich dann jeden Tag schlecht gelaunt sein müsse, und das wolle ich meinen Mitmenschen nicht antun. Auch „Zwerg Nase" meint, dass niemand was dafür könne, wenn's uns schlecht gehe, daher würde sie ihre Mitmenschen selbstverständlich trotzdem anlächeln. Aber nein, widerspricht „Dr. Psycho", das sei absolut verkehrt. Wir sollten unseren Frust ruhig herauslassen und den Mitmenschen zeigen, wie es uns gehe.

Ich kann seiner Meinung nichts abgewinnen und protestiere, „Zwerg Nase" auch. Wir beide sind uns einig: „Dr. Psycho" hat keine Ahnung vom wahren „chronischen" Leben.

Am Nachmittag kommt „Madame Erbse" in mein Zimmer und schimpft mit mir, weil ich irgendeine Reha-Maßnahme versäumt habe. Ich glaube, es war die Handwerksstunde, die ich aus Kräftemangel ausfallen ließ. Schließlich muss ich mit meinen wenigen Kräften haushalten und mit einer Feile zu hantieren, war an diesem Tag einfach nicht mehr drin. Das versteht sie nicht und ich erkläre ihr, was CFS (oder CFS-ähnliche Symptome) für mich bedeutet, dass ich viel liegen muss und nur wenig Energie habe. Sie will nicht begreifen und zetert herum. Langsam werde ich wütend und muss mich beherrschen, sie nicht zu töten. Wenn mir hier alles zu anstrengend sei, so „Madame Erbse", dann müsse sie wohl dafür sorgen, dass meine Reha abgebrochen wird, droht sie mir. Ich richte mich im Bett auf und feinde sie an.

„Haben Sie eigentlich die geringste Ahnung, was ein CFS-Erkrankter durchmacht?", fahre ich sie zornig an. „Angeblich kennt man sich doch hier in der Klinik mit der Krankheit aus. Davon merkt man bei Ihnen aber nichts. Sie sind ja total abgestumpft!"

Sie macht eine abwinkende Handbewegung und stellt sich von einem Bein aufs andere.

„Woher wollen Sie denn wissen, dass mir CFS nicht bekannt ist?", fragt sie mich unverständlicherweise. „Vielleicht war ich auch mal daran erkrankt."

Dieser Satz klingt in meinen Ohren so drollig, dass ich mir ein Schmunzeln nicht verkneifen kann.

„Wenn Sie jemals an CFS erkrankt wären, dann ständen Sie jetzt nicht auf dieser Seite, sondern lägen hier in dem Bett. Ich kenne niemanden, der hundertprozentig gesund geworden ist. Das zeigt mir, dass Sie nichts über diese Krankheit wissen."

Eingeschnappt eilt die „Erbsen-Zicke" davon und mir wird klar, dass ich die Schlacht zwar gewonnen hab, nun aber mit neuen Sorgen kämpfe: dass mir die Reha gestrichen wird.

Gleich in der Früh am nächsten Morgen schnappe ich mir „Dr. Silberlocke" und bespreche mit ihm den Vorfall. Ich mache ihm klar, wie wichtig mir diese Infusionen sind und dass die anderen Maßnahmen zwar zur Reha gehören, für mich aber fast nicht zu schaffen seien, auch wenn's gar nicht so viele sind. Er versteht mich und streicht mir mehr von meinem Zettel herunter. Jetzt stehen da nur noch ein paar wenige Maßnahmen und ich bin glücklich. „Madame Erbse" würde das Ganze eben sehr genau nehmen, so „Dr. Silberlocke", ich solle mich nicht mehr darüber ärgern. Ich bin zufrieden, als ich sein Büro verlasse. Die „Erbsenzählerin" ist von nun an sauer auf mich, was mir aber herzlich egal ist.

In den ersten beiden Wochen meines Klinikaufenthaltes lerne ich zwei weitere CFS-ler kennen. Eigentlich drei, aber die dritte bekomme ich nicht zu Gesicht. Sie ist so schwer erkrankt, dass sie dauerbettlägerig ist. Ihre Mutter versorgt sie mit Essen und ist täglich bei ihr im Zimmer. Mir tut das arme Mädchen leid, das gerade mal neunzehn sein soll und nicht mehr in der Lage, die Schule zu besuchen. Eigentlich kann ich dankbar sein, „erst" mit Anfang dreißig erkrankt zu sein. Ich konnte die Zwanziger richtig genießen, meine Schule und meine Ausbildung abschließen und hoffen, eine große Zukunft zu haben.

„Blondi" ist die zweite CFS-Erkrankte. Sie ist zwar platt, aber sie kann mehr als ich. Ich ertappe mich dabei, dass ich sie um ihre Kraft beneide. Sie hängt immer mit der dritten CFS-lerin, „Lappi", zusammen, die ich aber nicht gut kennenlerne, da sie sich nur mit „Blondi" abgibt. Wenn „Lappi" nicht gerade an ihrem Laptop arbeitet, fliegt sie durch die Klinik. Sie ist so fit wie ein Wettkämpfer und ich frage mich, wieso sie hier ist. Sie behauptet, früher einmal kränker gewesen zu sein. Doch die vielen Aufenthalte in dieser Klinik und die Nahrungsergänzungsmittel hätten sie gesünder werden lassen. Ich bin skeptisch und kann es kaum glauben. Aber den Gedanken, mal so fit zu sein wie sie, finde ich reizvoll und wünsche mir genauso viel Glück.

Zwei Wochen später stößt „Lieschen" dazu. Ebenso an CFS erkrankt. Wir stellen fest, dass unser Krankheitsverlauf sich ähnelt. Beide sind wir bereits 8 Jahre krank und können kaum auf einem Stuhl sitzen. Wir schaffen es nur schwer, morgens zum Frühstück zu gehen, und haben dieselben komischen Symptome, wenn wir zuckerhaltige Lebensmittel zu uns nehmen. Ich bin dankbar, auf eine wahre Gleichgesinnte zu treffen und wir freunden uns an. Nun bin ich mit meiner außerirdischen Krankheit nicht mehr allein. Auf den Beinen halten kann sie sich etwa genauso kurz wie ich und man könnte annehmen, wir wären „krankentechnisch" verschwägert. Kann man eine Krankheit auch heiraten? Ich frag nur so, weil mir gerade der geniale Gedanke kommt, die Scheidung einzureichen. Die Krankheit kann auch gerne alles haben, mein Haus, mein Boot, mein Auto. Wenn sie mich dafür verlässt, opfere ich all den materiellen Kram, den ich eigentlich nicht habe, mit Vergnügen.

Als ich die Klinik vier Wochen später verlasse, stehen ein paar Dinge fest: Ich leide an einer Schimmelpilzvergiftung und habe kaum probiotische Bakterien im Darm, außerdem habe ich eine geschwächte Nebennierenrinde. Beim sogenannten Stresstest kam nämlich heraus, dass mein Cortisol-Spiegel, der zu Beginn meiner Krankheit über Jahre eklatant zu hoch war, nun viel zu niedrig ist. Da dauerhafte Cortisol-Ausschüttungen dem Körper nicht gut tun, ist das eben wirklich schlecht. Und irgendwann ist der Treibstoff verbraucht und die Nebenniere zu schwach, um das Cortisol zu bilden. Trotzdem gibt es da wenig, was man machen kann. Man sollte Stress vermeiden. Ich werde mir mal ein wenig Stress machen, damit ich ihn vermeiden kann. Ja, das könnte helfen.

Kapitel 24

Den Befund der Reha-Klinik nehme ich ernst und therapiere meinen bakterienarmen Darm. Ich nehme Probiotika ein, in der Hoffnung, dadurch zu genesen. Mir ist klar, dass im Haus Schimmelsporen herumfliegen, die ihren Ursprung im Keller haben. Die Feuchtigkeit im Tiefgeschoss hat schwarzen Schimmel sprießen lassen, den ich übrigens mal höchstpersönlich entfernt habe. Ich denke darüber nach, ob dies der Grund sein könnte, warum sich meine Erkrankung vor ein paar Jahren wieder verschlimmerte. Immerhin ging es mir schon so gut. Aber das Denken hilft mir nicht weiter. Als ich meinem Mann vorschlage, das Haus zu verkaufen und auszuziehen, ist er anderer Meinung. Ihm bereitet das Ganze ja auch keine Probleme. Da kann man schon mal locker eine verhängnisvolle Entscheidung treffen. Ich bin ja nicht fähig, alternative Wohnmaßnahmen in die Tat umzusetzen, daher ergebe ich mich diesem Schiedsspruch.

Die Rente wird für weitere drei Jahre bewilligt, ohne dass ich einen Gutachter aufsuchen muss. Ich kann mein Glück kaum fassen und denke fatalerweise, dass jetzt alles gut wird. Aber in

Wirklichkeit wird es das nicht. Ein Jahr später meint mein Mann, mich verlassen zu müssen. Seine offizielle Begründung lautet: er sei nicht mehr in der Lage, diese Krankheit auszuhalten und möchte sich nicht weiter einschränken lassen. Das Inoffizielle lass ich jetzt mal weg. Ich finde es auch schrecklich, diese Krankheit aushalten zu müssen, und möchte mich ebenso nicht länger dadurch einschränken lassen. Ich sage das meiner Krankheit, doch der ist das schnurzegal. Auch dass ich nun getrennt bin, lässt sie nicht gelten und findet wohl, dass dies für sie keinen Unterschied macht. Für mich allerdings schon. Ich bin jetzt zwar frei, aber eigentlich auch nicht, denn mir hängt ja dieses Anhängsel weiterhin an. Zum Glück sind nicht alle Männer so wie mein Ex. Ich habe einen lieben neuen Partner gefunden, der viel Verständnis für mein Dasein hat. Gewiss wird jetzt alles gut.

Dennoch scheint alles schlimmer zu werden. Denn plötzlich gesellen sich zu meinen mir vertrauten Symptomen ganz neue. Nun ja, so plötzlich ist es im Grunde nicht passiert, sie haben sich mit den Jahren eingeschlichen, aber ich hab's erfolgreich verdrängt. Was hätte ich auch tun können? Ich leide zunehmend an Chemiekalien-Unverträglichkeiten. Erst war es nur so unterschwellig zu merken. Parfüme, die andere Menschen auflegen, beginnen mir Schwierigkeiten zu bereiten. Mein Hals wird rau, dann muss ich mich räuspern und wenn ich der feindlichen Substanz weiterhin ausgesetzt bin, schwillt mein Hals an. Neue Teppiche sind ein Graus für mich. Wenn ich ihre Ausdünstungen einatmen muss, reizen sie meine Schleimhäute zusehends.

Ich habe das Problem, neue Kleidung nicht zu vertragen. Ich muss sie etliche Male waschen, bevor ich sie auf der Haut aushalten kann.

Es beginnt eine neue Ära meiner Erkrankung!

Super, ich dachte schon, es wird langweilig.

In der Trennungsphase schleppe ich also meinen ausgelaugten Körper in die Stadt, um mir prompt ein paar neue Kleidungsstücke zu kaufen, wie es bekanntlich alle Frauen machen, wenn sie frustriert sind, weil sie von einem Mann verlassen wurden oder gerade am Scheitelpunkt ihres Lebens stehen. Mein Scheitelpunkt auf der Parabel ist allerdings der Tiefstpunkt und auf der Skala befinde ich mich etwa bei der Nullstelle. Daher müssen ja auch neue Klamotten her, damit wenigstens sie mir ein ansatzweise positives Gefühl zurückgeben. Denn mir kommen Selbstzweifel. Du liebe Güte, sie überrennen mich quasi. Wie werde ich zukünftig mein Leben allein bewältigen? Will mich so irgendein anderer Mann haben? Denn welcher gesunde Mensch will schon mit einem kranken zusammen sein? Und dazu noch mit einem, der zu 70 -85% des

Tages ans Bett gefesselt ist. Mit mir kann man nichts unternehmen. Wem kann ich noch Geborgenheit vermitteln? Gut, ich hab noch einen Mund, den ich bewegen kann, aber ansonsten bin ich doch ein stillgelegtes Kraftwerk. Den Haushalt kann ich schon lange nicht mehr schmeißen und Spaziergänge sind harte Arbeit für mich, falls sie überhaupt möglich sind.

Als ich mit meinem neuen Fummel mein Noch-Zuhause betrete, schmeiße ich alle Tüten in die Ecke und falle schwach wie ein ausgedorrter Grashalm ins Bett. Dort bewege ich mich drei Stunden lang keine Nasenlänge mehr. Nachdem ich mich am Abend wieder einigermaßen erholt habe, ziehe ich den Krempel vorm Spiegel mal über und bewundere mich. Oder sagen wir, ich bewundere die Kleidung, mich übersehe ich geflissentlich. Ich habe an Gewicht verloren und meine Augenränder sind so tief wie das Tal der toten Seelen. Natürlich weiß ich, dass ich die neuen nach Chemikalien stinkenden Textilien erst waschen muss, bevor sie längeren Kontakt mit meiner empfindlichen Haut aufnehmen dürfen. Daher verschwinden sie im Wäschepuff. Nach sechs oder sieben Waschgängen finde ich, dass es genug wäre, und ziehe eine neue Bluse an, als ich mich am Abend auf „die Piste" begeben möchte. An diesem Abend beginnt mein neues Leiden erst richtig aufzuleben. Der Stoff der Bluse macht mir große Probleme und ich kann sie nicht ausziehen, denn ich habe keinen

Ersatz dabei. Da der Abend lange dauert, multiplizieren sich die Beschwerden. Es kratzt auf der Haut und mir wird schwindelig. Außerdem verstärken sich meine Schwächesymptome und überhaupt ... Kann es nicht beschreiben. Ist auch, glaube ich, nicht nötig, da es ohnehin niemand nachvollziehen könnte.

Am folgenden Tag werfe ich die Bluse und alle anderen neuen Klamotten in die Waschmaschine und wasche alles noch weitere Male durch. Aber das neue Problem hat sich bei mir eingenistet und lässt mich nicht mehr los. Bald kann ich die frisch gewaschene neue Kleidung nicht mal einatmen und es reicht schon, wenn sie nur auf der Leine hängt und ich in ihrer Nähe bin. Ein Psychiater wüsste natürlich genau, dass ich mir das von nun an nur einbilde. Doch der steckt ja nicht in meinem Körper. Ich will da auch nicht drinstecken, leider komme ich nicht raus. Es ist keine Einbildung – ich bin ein vollgelaufener Müllschlucker und jeder weitere giftige Reiz haut mich ab jetzt regelmäßig aus den Schuhen.

Mein neuer Freund hat für alles Verständnis und kam bisher nicht ein einziges Mal auf die Idee, mir ein schlechtes Gewissen einzureden. Dabei war ich es schon gewöhnt, mich für mein Kranksein entschuldigen zu müssen. Manchmal überlege ich, ob ich im Jenseits bin, es aber nicht gemerkt habe. Mein Freund könnte ein Engel sein und mir mein Leben auf der Wolke nur schmackhaft machen wollen. Würde mir meine Krankheit nach meinem Tod allerdings noch anheften, wäre ich sicherlich nicht in den Himmel gekommen. Denn ließe man es da oben zu, dass ich nach meinem Ableben weiter leide? Ich kann mir das nicht vorstellen, daher gehe ich davon aus, weiterhin unter den Lebenden zu weilen.

Mein neues Leben tut mir gut. Ich habe eine hübsche Wohnung gefunden mit einer herrlichen Sonnenterrasse. Die Möbel, die ich mir für mein neues Zuhause gekauft habe, muss ich zurückgeben, weil ich die Ausdünstungen der fabrikneuen Ware nicht ertrage. Jetzt lebe ich wie ein Student auf Apfelsinenkisten und schlafe auf den alten Matratzen meiner Eltern, die in meinem Wohnzimmer auf dem Boden liegen, weil ich den Geruch des neuen Bettes auch nicht vertrage. Über meine neuen Matratzen freuen sich jetzt meine Eltern, während ich mich daran gewöhne, alle neuwertigen Sachen gegen alte einzutauschen. Meine ungebrauchte Bettwäsche habe ich mit einer Freundin gegen ihre alte getauscht. Und ich habe zu Spenden für mich aufgerufen. Jeder, der seine alten und getragenen Klamotten aussortiert, darf sie mir schenken, damit ich wenigstens ab und zu mal was anderes zum Anziehen habe. Ich habe kein Problem damit, die Sachen aufzutragen, die andere nicht mehr haben wollen. Hauptsache, ich muss mir nichts Neues mehr zulegen und kann somit allen Giften, so gut es geht, aus dem Weg gehen.

Nach gut eineinhalb Jahren verschlimmert sich meine Giftproblematik vehement. Gifte riechen zu müssen oder sie auf der Haut zu tragen, ging ja schon nicht mehr. Nur auf einmal kann ich nichts mehr essen, ohne dass es mich schwächt. Und das Seltsame ist, dass es sich dabei vor allem um gesunde Nahrung handelt, wie Obst und Gemüse. Bald steigert sich diese Problematik auf das Maß des Eifelturms an. Dies macht deutlich, wie außerordentlich tragisch die Situation für mich ist. Das Essen war mir bisher immer noch geblieben, auch wenn die Palette der Nahrungsmittel, die ich nicht vertrage, angewachsen ist. Dass ich plötzlich nichts Gesundes mehr essen kann, beunruhigt mich doch sehr. Lediglich Kuchen und Schokolade bereiten mir kurioserweise keine Probleme. Allerdings kann ich mich nicht den Rest meines Lebens von Süßkram ernähren. Obwohl ich zugeben muss, dass der Gedanke reizvoll ist.

Da ich aber nicht noch kränker werden möchte, mache ich mir große Sorgen. Einige Wochen esse ich nur leere Nahrungsmittel, also Nahrung ohne nennenswerte Nährstoffe. Irgendwann halte ich das alles nicht mehr aus und treffe eine Entscheidung: Ich werde eine entgiftende Infusionstherapie bei meiner Ärztin beginnen und wenn nötig, meine gesamten Ersparnisse dafür auf den Kopf hauen. Die Krankenkasse übernimmt solche Kosten nicht. Warum auch? Stehe ja sowieso schon mit einem Bein im Grab.

Es gibt zu wenige Umweltärzte, die wirklich vom Fach sind und Umweltmedizin nicht nur als Randnotiz studiert haben. Hinzu kommt, dass es in Deutschland keine Umweltkliniken gibt, deren Therapien von den Krankenkassen bezahlt werden.

Selbstverständlich wissen alle, dass Gifte krank machen. Und ja, man macht sich auch Sorgen deswegen. Trotzdem kauft man gespritztes Obst und Gemüse, zieht Kleidung aus Fernost an, die vor Chemikalien nur so wimmelt. Wir benutzen Parfüme, obwohl Öko Test bereits zum wiederholten Male vor der Giftigkeit der Duftwässerchen gewarnt hat. Also, wir akzeptieren durchaus, dass das alles gefährlich ist, auch Autoabgase oder Gifte im Grund- und Trinkwasser. Man informiert in den Medien darüber, wie sehr uns alles schadet. Aber wenn einer daran erkrankt, wird's angezweifelt. Vor allem Ärzte sind im Anzweifeln von Umwelterkrankungen unschlagbar, dabei warnen vor allem *sie* vor den langfristigen Schäden der giftigen Umwelt. Ist das nicht paradox? So eine Umwelterkrankung kann man nicht greifen, da sie unspezifische Symptome haben kann. Die können so speziell sein, dass die Ärzte die Patienten mit Nachdruck in die Psychoecke drängen. Das ist bequemer. Auch bringt man andere Krankheiten meist nicht mit der Umwelt in Verbindung. Weltweit steigt die Krebsrate dramatisch an. Aber wir würden niemals zugeben wollen, dass hier Umweltgifte beteiligt sind. Wahrscheinlich wäre ein Großteil der Patienten (egal, welche Krankheit sie ereilt hat) in einer Umweltklinik besser aufgehoben. Aber unsere Gesellschaft ist noch nicht so weit. Da müssen erst weitere Jahrhunderte ins Land gehen.

Ich mache also von nun an – dem bevorstehenden Klimakollaps zum Trotz – eine Infusionstherapie bei „Tapsi" auf eigene Kosten. Inzulen, Vitamin C, Glutathion und Alpha-Liponsäure immer im Wechsel, dreimal die Woche.

Zeitgleich zu den Infusionen suche ich einen sogenannten Umweltmediziner auf. Ich erhoffe mir, einen Arzt zu finden, der sich mit dieser Materie auskennt und der mich die kommenden Monate bei der Therapie begleitet. Vielleicht findet er etwas heraus, was mir bei all dem helfen kann.

Seine Sprechstunden sind ungewöhnlich, lediglich zweimal in der Woche. Im Wartebereich hängt eine Nachbildung von Leonardo da Vinci „Das Abendmahl". Abgesehen davon, dass Jesus auf dem Bild mit blondem Haar dargestellt wurde, irritiert es mich, hier eine christliche Darstellung vorzufinden. Da ich aber sonst keine kirchlichen Relikte sehe, vermute ich, mich nicht in der Tür geirrt zu haben. Ich starre etwa fünfundzwanzig Minuten auf das Bild. Solange dauert es, bis ich aufgerufen werde. Ein Typ mit Sandalen und einem Touch von Öko bittet mich herein. Obwohl ich eine gewisse Affinität zwischen dem Arzt und der dargestellten Persönlichkeit auf dem Bild nicht ausschließen kann, wäre es gewagt, zu behaupten, dass ich diesen Umweltmediziner freundlich fände. Seine Ausstrahlung gleicht einer Plastiktüte. Vollkommen steril und knitterfrei. Nicht mal ein Lächeln quält er sich hervor.

Er setzt sich an seinen Schreibtisch vor seinen antiquierten Computer und fragt mich, warum ich denn hier sei. Für einen Augenblick stelle ich mir die Frage, ob ich einem Gutachter gegenübersitze, aber dann fällt mir wieder ein, dass ich ja freiwillig hergekommen bin. Dessen ungeachtet benimmt er sich so überheblich, als wäre er beauftragt worden, mich zu beurteilen. Ich starte meinen Monolog. Diesmal aber erspare ich mir die gesamte Vorgeschichte und beginne sofort mit meinen neuerlichen Giftproblemen. Irgendwann stellt er seine erste Frage. Ich bin überrascht, als ich seine Stimme höre. Offensichtlich kann „es" auch sprechen. Er poltert mit zwei Fingern wie wild auf der altertümlichen Tastatur herum und ich spekuliere, wie oft er sie schon auswechseln musste, weil sich die Tasten aus der

Verankerung gelöst haben, um ihm entgegenzuspringen.

Meine Antwort donnert quasi auf direktem Wege in die Tastatur hinein, da er sofort weitertippt. Es beginnt ein Frage-, Antwort- und Donnerspiel. Wie es sich für einen Gutachter gehört (dass er eigentlich mein Arzt ist, kann hier geflissentlich übersehen werden, denn es fühlt sich so an, als säße ich auf der Schlachtbank), lässt er sich nicht in die Karten blicken und gibt nicht mal eine klitzekleine Vermutung preis. Er notiert sich, wonach er in meinem Blut fahnden möchte. Die Hälfte der Blutuntersuchungen muss ich selbstverständlich selbst bezahlen. Beinahe hätte ich vergessen, dass ich eine Krankheit habe, die es quasi nicht gibt. Daher gibt es auch keine Kostenübernahme. Bin ja selbst schuld, warum erkranke ich an etwas, was nicht sein kann!

Als wir den Preis meiner Selbstbeteiligung an den Laboruntersuchungen besprochen haben (es handelt sich hier um ca. 250 Euro, die ich mal eben so, neben den Kosten für die Infusionen, als geschiedene, verarmte Rentnerin berappen muss) bittet er mich, in den kommenden Tagen in das entsprechende Labor zu fahren, das diese Untersuchungen vornehmen wird. In drei Wochen soll ich wiederkommen.

Die nächste Zeit kommt keine Langeweile auf. Ich quäle meinen morschen Körper nun dreimal die Woche zu „Tapsi" in die Praxis, um mich an die kostbaren Infusionen anschließen zu lassen. Diese neue Therapie möchte ich ein Jahr ausprobieren und hoffe, mich auf diese Weise, wieder auf Trapp zu bringen. Das Wissen, dass ich dieses Jahr finanziell geschröpft werde, versuche ich zu ignorieren. Ich habe mich dazu entschieden und werde die Sache gnadenlos durchziehen, falls mir nicht irgendeine Konstante, die ich im Moment nicht abschätzen kann, einen Strich durch die Rechnung macht. Aber die ersten drei Wochen Infusions-Konservierung klappen erst mal gut. Mein Körper nimmt sie an und beinahe könnte man annehmen, er freue sich darüber. Denn mein Essensproblem minimiert sich nach zwei Wochen allmählich. Ich kann Obst und Gemüse wieder in kleinen Mengen essen. Hey, warum nicht gleich so!

Drei Wochen später sitze ich dem Umweltmediziner in seiner Praxis gegenüber. Als er meine Laborbefunde zusammenhat, teilt er mir meine unglaublich vielen Mängel mit. Vor allem aber sind es Mängel, die auf eine Entgiftungsstörung in meinem Körper hinweisen. Enzyme, Mineralien und Vitamine, wie Glutathion, L-Carnitin, Zink, Vitamin C, B6 und noch viel mehr. Ist zu langweilig, dies alles aufzuzählen. Ich frage ihn, wie so etwas passieren kann. Doch er zuckt nur mit den Schultern und redet was von „Oxidativem Stress". Dass mein Körper Stress hat, weil ihm Antioxidantien fehlen, ist mir schon klar, aber ich wollte ja erfahren, warum sie ihm fehlen. Das weiß der Umweltmediziner nicht, wieso auch, schließlich ist er nur ein Umweltmediziner, der kann so etwas wahrhaftig nicht wissen.

Statt einer brauchbaren Antwort bekomme ich nun Tipps, welche Mittel ich einnehmen müsse, um diese exorbitanten Mängel zu therapieren. Ich schreibe mir alles brav auf und überlege, wie ich das machen soll, denn ich vertrage die orale Einnahme irgendwelcher Mittel seit Längerem nicht mehr. Das ist auch der Grund, warum ich mir alles per Infusion einflößen lasse.

Ich teile ihm das mit und er schaut mich verständnislos an. Dann solle ich mir halt alles intravenös oder als Injektion geben lassen. Ich entscheide, nicht weiter mit ihm darüber zu diskutieren. Kann ihm ja auch egal sein, wie ich das alles finanzieren soll.

Kapitel 25

Zweieinhalb weitere Jahre sind vergangen. Die Infusionstherapie habe ich wie geplant ein Jahr durchgezogen. Ich glaube, ich habe sogar weitere sechs Monate rangehängt. Aber gesünder bin ich nicht geworden. Die empfohlenen Nahrungsergänzungsmittel des Pseudo-Umweltmediziners konnte ich nur bedingt einnehmen aufgrund des hitzköpfigen Widerstandes meines Körpers. Ich ahne ja schon lange, dass mein Körper einen eigenen Willen hat, aber jetzt weiß ich es genau. Der ist unbelehrbar. Ist ihm auch wurscht, dass er die meiste Zeit seiner Existenz im Liegen verbringt. Was er sich davon verspricht, ist mir dagegen nicht klar. Jedenfalls werden wir in diesem Leben keine Freunde mehr. Und im nächsten will ich einen anderen zugeteilt bekommen. Da werde ich im Vorfeld genau darauf achten, dass mir kein Plunder angedreht wird.

Nun bin ich schon zwölfeinhalb Jahre in diesem üblen Zustand. Alleingelassen vom Gesundheitssystem und ohne ärztliche Hilfe. Langsam gehen mir die Ideen aus, aber einen Trumpf habe ich im Ärmel noch gefunden.

Ich suche ein Umweltlabor auf und berichte über meine Lage. Der Arzt notiert sich ein paar Einzelheiten und übergibt mich dann einem Genetiker, der gerade im Haus ist. Der hätte vielleicht unverhoffte Einfälle. Auch er vermerkt sich einige Details und nach einer Stunde steht fest, was in meinem Blut alles untersucht werden soll.

Drei Wochen später erhalte ich die Befunde. Es besteht eine leichte Immunreaktion gegen Schimmelpilze. Na ja, das war mir schon bekannt. Mir wird geraten, meine wohnliche Situation zu ändern. Ich lebe nicht mehr im Schimmelhaus, das ich mit meinem Ex-Mann bewohnt habe. Er schimmelt jetzt allein (oder besser zu zweit) vor sich hin. Jedenfalls ohne mich. Daher kann Belastung durch Schimmel „von außen" nicht mehr mein Problem sein. Eher „von innen". Leider kann ich dagegen nichts tun. Das habe ich diverse Male probiert. Aber sobald ich pilztötende Medikamente einnehme, explodiert meine Symptomatik.

Die Genetik-Untersuchung hat ebenfalls was zutage gefördert. Und als ich den Befund lese, überlege ich, meinen „ehemaligen Lieblingsarzt" zu kontaktieren, um ihm mitzuteilen, dass man sehr wohl innerlich vergiften kann. Immerhin war er der Meinung gewesen, dass es so etwas nicht geben würde. Aber mein Bauchgefühl hat damals schon den richtigen Riecher gehabt (auch wenn mein Bauch keine Nase hat), denn jetzt ist bewiesen, dass bei mir zwei veränderte Gene vorliegen, die einen deutlich eingeschränkten Stoffwechsel von Fremdstoffen, wie Medikamenten und anderer Substanzen erwarten lassen. Das heißt, dass bei mir ein genetisch bedingtes Risiko hinsichtlich einer Entgiftungsstörung vorliegt.

Da ich auch einen erheblichen Mangel an Glutathion (ein lebensnotwendiges Eiweiß, das für die Entgiftung benötigt wird) aufweise, wird mir empfohlen, Glutathion zu substituieren. Hey, guter Witz! Habe es eineinhalb Jahre bei „Tapsi" „infusioniert". Verändert hat sich nichts. Und nun?

Nun weiß ich wieder etwas mehr, bin aber nach wie vor therapie- und befundlos. Von jedem habe ich Verschiedenes, aber nichts so richtig. Ich bin halb krank, halb gesund, halb tot.

Natürlich gebe ich nicht auf und kämpfe weiter um eine konkrete Diagnose.

Aber vor allem kämpfe ich um die Gesundheit!

Fünfzehn lange Jahre sind vergangen und gerade versuche ich eine neue Entgiftungstherapie, die sicherlich langwierig sein wird. Ich nehme Chlorella ein und einmal die Woche eine Mineralien-Infusion bei „Tapsi". Es geht mir 8,5 mm besser. Vielleicht ist das die Lösung. Oder aber es ist meine Bestimmung, diese Erkrankung lebenslang auszuhalten.

Sie hat mein Leben kolossal verändert, hat aus mir einen anderen Menschen gemacht. Durch sie bin ich demütiger geworden und habe gelernt, mich an den kleinen Dingen des Lebens zu erfreuen. Ich habe festgestellt, dass die Wünsche bescheidener werden und man dankbar ist für einen guten Tag.

Was ist so schlecht daran?

Zwar lebe ich nicht so aktiv wie andere Menschen, aber ich lebe heute bewusster.

Seit über fünf Jahren bekennt sich mein Freund zu mir. Er ist nicht davongelaufen, auch wenn ich das nicht verstehe. Immerhin lauert da draußen gesunde Konkurrenz. Aber er gibt mir das Gefühl, in seinen Augen richtig zu sein. Obwohl ich mich seit Jahren im eigenen Körper falsch fühle.

Trotzdem bin ich ein überaus glücklicher Mensch. Wer kann das schon im angeschlagenen Zustand von sich behaupten?